Johannes Walter

DIE HEILENDE KRAFT DES ATMENS

Atmen verbindet uns mit der
universellen Lebensenergie

Verlag PETER ERD · München

Umschlaggestaltung: Barbara Klauer
Zeichnungen: Thea Cloosterman und Johannes Walter

Printed in West-Germany
ISBN 3-8138-0088-1

»Nichts kann man ohne Wissen erreichen, und doch kann man alles durch ein reines Herz erlangen.«

Babaji

Inhalt

Vorwort

Richtiges Atmen fördert die Einheit des Körpers, besonders in einer Zeit starker Belastungen und in Krisen des Auseinanderbrechens innerer Werte. Es ist somit eine unabdingbare Forderung einer ganzheitsmedizinischen Sicht. In diesem Buch wurden nach langjährigem Umgang damit viele Geheimnisse alter Kulturen verwertet. Die Erkenntnisse daraus schaffen eine echte Harmonie zwischen Seele, Geist und Körper. Diese wertvollen Ergebnisse ermöglichen dem heutigen Menschen, die verlorene Harmonie zurückzugewinnen. Jeder, der sich damit beschäftigt und bereit ist, die Botschaft aufzunehmen, wird zur höheren Identität finden. In einer Zeit der Wandlung und auf dem Weg ins Zeitalter des Wassermanns leitet dieses Buch eine Gegenströmung zum »Verlust der Mitte« ein.

Die Entwicklungen der naturwissenschaftlich orientierten Medizin der letzten Jahre zeigen zunehmende Zahlen an chronisch Kranken. Nicht nur die Tumorleiden haben rapide zugenommen, auch die Arteriosklerose stieg merklich an. Rheuma wurde erstmals die teuerste Krankheit der Welt. Jeder fünfte leidet an einer Allergie, und in fünf Jahren wird jeder zweite von diesem Leiden betroffen sein. All dies führt zu vegetativer Erschöpfung und zur Degeneration. Und alle Krankheiten sind überschattet von zunehmender zellulärer Abwehrschwäche.

Um so wichtiger erscheint es mir, daß bewußtseinserweiternde Verfahren wie das Atmen und die Beeinflussung verschiedener Energiezentren des Körpers verständlich dargestellt werden. Nur wenn wir die Harmonie und die Ganzheit des Menschen anstreben, seine intuitiven, geistigen Kräfte fördern und wieder zurückgewinnen, werden wir die

Zukunft meistern und uns mit gesunder und harmonischer Kraft den kosmischen Aufgaben des Menschen stellen können.

Dr. Peter Schleicher
Mitglied der Weltakademie
für Kunst und Wissenschaften (WAAS)

Einleitende Worte und Danksagung

Dies Buch handelt vom Atem und vom Leben aus dem Atem.

Als Medium für die Begegnung mit dem Atem vermittelt es eine Methode, die sich am treffendsten als *bewußtes, entspanntes und verbundenes Atmen* beschreiben läßt.

Der Atem ist immer da, jede Methode ist nur ein Werkzeug, mit ihm in bewußten Kontakt zu kommen. Die hier dargebotene Methode ist alt – eine der Methoden des Kriya Yoga, wie aus einer kleinen Schrift »Simple Kriya Yoga« von Dwaraka Nath Bhattacharjee (Calcutta), eines Schülers von Lahiri Mahasaya, hervorgeht. Im Rahmen dieses Buches wird sie in einer genau strukturierten Form dargeboten, damit jeder Leser sie leicht in seinen Alltag integrieren kann.

Indem es das Atmen mit der Lehre von den Chakraenergien verknüpft und auch auf die körperlichen und psychischen Seinsebenen unserer Existenz eingeht, versucht dieses Buch, das Atmen in einen ganzheitlichen Zusammenhang zu stellen, und es möchte dich, lieber Leser, durch zahlreiche praktische Übungen anregen, mit deinem Atem zu arbeiten.

Kein Buch – schon gar nicht eines über Atmen – schreibt man alleine. Es entsteht durch unzählige Anregungen von außen, durch Quellenstudium und wächst in einem langjährigen Lernprozeß in der Begegnung mit Lehrern und Schülern.

Nur wenige Tätigkeiten haben mein Leben über Jahre hinweg so bestimmt und mich durch so viele Höhen und Tiefen, Freuden und Ängste geführt wie die Arbeit an diesem Buch. Mehrmals war ich an dem Punkt angelangt, die Arbeit abzubrechen und nur mehr dem Bedeutung beizumessen, was ich durch die Beschäftigung mit der

Materie für die Praxis gelernt hatte. An einem dieser Tiefpunkte war ich vor etwa einem halben Jahr. Als ich damals bereit war, das unvollendete Manuskript endgültig beiseite zu legen und mich wieder voll meiner Tätigkeit als Atemlehrer zu widmen, wurde seine Fertigstellung und Veröffentlichung unerwartet möglich.

Ich habe Hunderten von Individuen zu danken, die ich begleiten durfte und die mich begleitet haben: Thea, Michael, Julia, Saskia, Hildegard und Karl und Bimbi; meinen Lehrern Gerry Kogan, Ad Stemerding, Dan Casriel, Michel Smith, Maarten, Ted, Nikolett und Leonard; dem Schriftgelehrten Shastriji Viśnu Datta Miśra; zwei weisen Frauen, Dina Rees und Zora Bertrand; besonders auch Peter und Felicitas; den Ärzten Dr. Peter Schleicher und Dr. Werner Zintel, die mir wichtige medizinische Hinweise gegeben haben; den Teilnehmern der Ausbildungsgruppen in Nürnberg, Frankfurt und Nijmegen (Holland), mit denen zusammen ich gelernt habe, vor allem Helga, Kari, Georg, Heidi, Pieter und Mark. Außerdem danke ich den Musikern Paul Vincent, Mayo Rolyat, Kristian Schultze und meinem Bruder Michael Holm, die meine Musikproduktionen mit Leben erfüllt haben und mir neue Perspektiven des Atmens aufzeigten. Und nicht zuletzt danke ich den Hunderten von Schülern, die, ohne sich dessen bewußt zu sein, meine Lehrer wurden. Und meinen Lektoren Christian Quatmann und Irene Braun, dazu meinem Verleger Peter Erd, die die letzten Schritte zur Veröffentlichung dieses Buches begleitet haben.

Ich möchte hier noch eine Anmerkung zur Form des Buches anschließen. Als Anrede habe ich die persönliche Form *du* gewählt, das schien mir dem Inhalt eher angemessen als das unpersönliche Sie.

Meine Leserinnen bitte ich um Verständnis, wenn ich beinahe durchgängig die männliche Form verwende. Ich tue das ausschließlich aus Gründen der guten Lesbarkeit. Wenn ich daher z. B. von dem Atmenden spreche, meine ich selbstverständlich auch immer die Atmende.

September 1987 Johannes Walter

1

Was heißt eigentlich Atmen?

»Der Atem ist das Selbst des Menschen. Das Wort ATMAN
bedeutet Seele, wir finden es wieder in dem deutschen Wort ATMEN.
Der Atem ist ein Strom, der von der physischen Ebene zum
inneren Zentrum fließt, ein Strom, der durch den Körper,
den Geist und die Seele geht,
den innersten Lebenskern berührt und wieder zurückströmt.«
Sufi Inayat Khan

Der äußere Atem

Du atmest in jedem Moment, ob du dir nun dessen bewußt bist oder nicht. Jedes Lebewesen dieser Erde atmet. Sein Atemfluß zeigt an, daß es lebt.

Unser Atem ist ein pulsierender Vorgang; er sorgt dafür, daß unser Brustkorb sich ausdehnt und wieder zusammenzieht. Auf diese Weise findet ein lebenswichtiger Austausch zwischen der Außenwelt und der Innenwelt unseres Körpers statt. Alles Leben pulsiert. Selbst der Planet Erde, auf dem wir leben, ist erwiesenermaßen in ständig pulsierender Bewegung.

Durch den Atem werden wir mit lebenswichtigem Sauerstoff versorgt. Meist sind wir jedoch so wenig bewußt, daß wir das Geschenk des Atems kaum richtig annehmen. Normalerweise wird unser Atem, ob wir nun wachen oder schlafen, automatisch gesteuert. Wir können jedoch auch unser Bewußtsein auf unseren Atem richten und selbst entscheiden, ob wir schnell oder langsam, tief oder flach atmen wollen. Über diese Fähigkeit verfügt auf dieser Erde nur der Mensch.

Ich war bereits einige Jahre als Atemlehrer tätig, bevor ich mich systematisch mit den physiologischen Wirkungen der Atmung befaßt habe. Diese Wirkungen sind für unser körperliches und psychisches Wohlbefinden von entscheidender Bedeutung.

Die Lungen, mit deren Hilfe wir die Atemluft aufnehmen, füllen den größten Teil unseres Brustkorbes aus, der wie eine Unterdruckkammer funktioniert. Vereinfacht beschrieben läuft der Atemvorgang so ab: Beim Einatmen wird durch das Zusammenwirken einer Reihe von Muskeln – etwa des Zwerchfells und der äußeren und inneren Zwischenrippenmuskeln – der Brustkorb geweitet, so daß Atemluft in unsere Lungen strömt. Beim Ausatmen erschlaffen die beteiligten Muskeln, der Brustkorb wird durch den Druck der Außenluft zusammengepreßt, dadurch entweicht die Luft wieder aus unseren Lungen.

Die Steuerung unserer Atmung obliegt dem Atemzentrum, das im verlängerten Rückenmark und im Hirnstamm gelegen ist. Dieses Zentrum hat sich bereits in einem sehr frühen Stadium der Evolution herausgebildet.

Das Atemzentrum garantiert, daß unsere Muskeln selbst unter extremen körperlichen und seelischen Belastungen, im Schlaf und sogar im Zustand der Narkose die für die Atmung notwendigen Bewegungen ausführen. Es sorgt also automatisch dafür, daß die für unser Überleben unerläßliche Sauerstoffzufuhr niemals abreißt.

Der Weg der Atemluft verläuft durch Nase oder Mund über den Rachenraum in den Kehlkopf und die Bronchien bis hinunter in die Lungenbläschen, in denen dann der Gasaustausch erfolgt. Dabei wird das Blut mit Sauerstoff (O_2) versorgt und Kohlendioxyd (CO_2) ausgeschieden. Der Kohlendioxyd- beziehungsweise Sauerstoffgehalt des Blutes ist für die Regulierung der Atmung von großer Bedeutung. Ein hoher Kohlendioxydgehalt etwa stimuliert die Atemreflexe, und starker Sauerstoffmangel alarmiert das Atemzentrum.

Interessant und wichtig ist außerdem, daß äußere Reize – wie z. B. körperliche Schmerzen, Kälte oder Wärme –, starke Gefühle (etwa Angst) und körperliche Anstrengungen die Atmung hemmen beziehungsweise anregen können. Natürlich gibt es noch andere Mechanismen der Atemsteuerung, die aber für unser Thema keine Rolle spielen.

Die Lunge ist nach der Haut das größte Organ des Körpers. In dreihundert Millionen Lungenbläschen, deren Gesamtoberfläche der Ausdehnung eines Tennisplatzes entspricht, findet der Gasaustausch statt.

Ein neugeborenes Kind atmet etwa fünfunddreißig- bis fünfzigmal in der Minute, ein Erwachsener im Durchschnitt sechzehnmal. Wir alle machen im Jahr folglich ungefähr 8 400 000 Atemzüge.

Die eigentliche Atmung findet allerdings nicht in der Lunge, sondern in den Zellen statt, wohin der Sauerstoff durch das Blut transportiert wird. Der Sauerstoff sorgt hier in einem verbrennungsähnlichen Vorgang dafür, daß die Energie der Nährstoffe, ebenfalls durch das Blut herbeigeschafft, freigesetzt wird. In diesem Prozeß entstehen Abfallstoffe. Je wirksamer wir atmen, desto vollständiger ist daher die Verbrennung, um so weniger Abfallstoffe fallen an und um so leichter können die Reststoffe abtransportiert werden.

Je wirksamer du atmest, desto frischer und gesünder bleiben also die Zellen deines Körpers.

Erfolgen die Verbrennung und der Abtransport der Schlacken indessen nur unvollständig, so kommt es zunächst zu einer allmählichen Vergiftung einzelner Zellen und schließlich ganzer Zellverbände. Am Ende fallen ganze Muskelpartien und Organe dieser schleichenden Vergiftung zum Opfer. Sichtbare Folgen sind Krankheiten und ein beschleunigter Alterungsprozeß.

Übrigens werden nur drei Prozent der in unserem Körper anfallenden Schlackenstoffe mit der Verdauung ausgeschieden, sieben Prozent mit dem Harn, zwanzig Prozent über die Haut. Die ganzen übrigen siebzig Prozent durch deinen Atem!

Jeder Arzt weiß um die Bedeutung der Entschlackung für unsere Vitalität und Gesundheit. Die moderne Medizin versucht daher kranke Menschen von Schlackestoffen zu befreien; sie hat zu diesem Zweck die verschiedensten Behandlungsformen entwickelt.

Sauerstoffbehandlung, Vitamingaben oder Blutwäsche. Der Schulmedizin ist auch bekannt, daß Körperbewegung und Atmung für die Beseitigung der Abfallstoffe sehr wichtig sind. Was sie jedoch im allgemeinen übersieht, sind die heilsamen Wirkungen, die eine mit dem *Bewußtsein* verbundene Atmung zu vollbringen vermag.

Der innere Atem

Über das, was die Schulmedizin bis heute über den Atemmechanismus herausgefunden hat, hinaus hat unser Atem jedoch auch eine geistig-seelische Dimension, deren Wirkungen dann auf der körperlichen Ebene sichtbar werden. Denn der Atem transportiert Lebensenergie, er ist die Quelle allen Lebens. Deine sämtlichen körperlichen, psychischen und geistigen Funktionen sind Ausdruck dieser Lebensenergie, angefangen vom Blinzeln deiner Augen, über die Bewegung deiner Glieder und die Verdauung bis hin zu den subtilsten Äußerungen deines Geistes und deines Gefühlslebens.

Ein gestörter Atem ist daher ein sicherer Hinweis darauf, daß die Verbindung eines Menschen mit dem Lebensstrom und seinen nährenden und heilenden Kräften gestört ist. Der bereits eingangs zitierte Sufi-Meister Inayat Khan sagt, daß die Bewegung der Atemluft, die wir an den Nasenflügeln spüren, nicht der Atem selbst sei, sondern dessen äußere Erscheinung. Er schreibt: »Für den Mystiker ist der Atem der Strom, der die Luft nach innen und nach außen trägt. Die Luft ist wahrnehmbar, nicht aber der Strom selbst. Es ist gleichsam eine Art ätherischer Magnetismus, etwa einem elektrischen Feld vergleichbar, durch den der Strom ein- und ausgeht und der die Luft in Bewegung bringt. Dieses ›Feld‹ entspricht dem, was die islamischen Mystiker *Nafs* nennen, nämlich dem *Selbst.*«

Unser Körper ist Inayat Khan zufolge nur die äußerste Hülle dieses Stromes, enger mit ihm verbunden ist unser Denkvermögen, und am nächsten ist ihm unsere Seele. Gott hat Adam den Atem eingehaucht und ihn dadurch belebt. Adams Atem ist also Gottes Atem. In einem alten Gleichnis heißt es, daß wir alle durch unseren Atem in gleicher Weise mit der universellen Lebensenergie verbunden sind, wie wir mit der Sonne durch die Strahlen in Beziehung stehen.

Atmen heißt als selbständiges und unabhängiges Individuum leben. Im Mutterleib waren wir Bestandteil unserer Mutter. Den notwendigen Sauerstoff erhielten wir durch die Nabelschnur. Jetzt, da wir erwachsen sind, ist der Atem die Nabelschnur, die uns mit dem uns unmittelbar umgebenden Raum ebenso verbindet wie mit der Stadt, der Region, dem Land, der Erde und dem Universum, in dem wir leben.

Der dem Atem eigentümliche Rhythmus zwischen Ein und Aus, Leer und Voll, Aktiv und Passiv, Sein und Vergehen ist nichts weiter als ein Abbild des großen Rhythmus, der allen Lebensvorgängen zugrunde liegt. Die besondere Art, wie jeder einzelne von uns atmet, bringt daher zum Ausdruck wie er als einmaliges Individuum mit diesem Rhythmus und seinen Gesetzmäßigkeiten verbunden ist. An unserem Atem läßt sich aber auch ablesen, wie sicher wir uns in unserem Körper und auf dieser Erde fühlen und in welchem Maße wir bereit sind, die »Nahrung«, die mit dem Atem zu uns kommt, anzunehmen.

Du hast zwei Wahlmöglichkeiten: Entweder du machst dich weit und öffnest dich voll Hingabe dem Lebensstrom, indem du den Atem frei und ungehindert ein- und ausströmen läßt. Oder du machst dich eng und begnügst dich mit jenem Minimum an Lebensenergie, das dein Überleben gerade noch gewährleistet. Durch die Art und Weise, wie du ein- und ausatmest, zeigst du, in welchem Maße du dich an den pulsierenden Lebensstrom angeschlossen hast, der in zyklischer Bewegung in dir fließt. Diese Bewegung schließt unaufhörliches Geborenwerden und Vergehen, ewiges Geben und Nehmen, Heranziehen des Fremden und Loslassen des Eigenen ein.

Du kannst deinem Atem direkt begegnen, wenn du dein Bewußtsein auf ihn richtest. Bereits diese Begegnung verändert die Qualität deines Atems und damit die Qualität deines Seins tiefgreifend.

Im indischen Sanskrit, der Sprache in denen die Veden aufgezeichnet sind, wird der Atem *Prana* genannt, was soviel bedeutet wie Leben oder Lebensenergie.

Die spirituellen Meister des Ostens haben die Suchenden gelehrt, wie sie ihre Atmung beherrschen und so in unmittelbaren Kontakt zum Lebensstrom kommen können. Noch vor nicht allzu langer Zeit wurde das Wissen darum jedoch nur im Kreise von Eingeweihten weitergegeben; es steht uns heute nun in einer umfangreichen Literatur offen zur Verfügung, durch die wir über die Bedeutung des Atems informiert werden und gleichzeitig über Methoden, ihn zu entwickeln. Wenn du deinen Atem jedoch bewußt entwickeln und verfeinern möchtest, mußt du dir selbst – und darin sind sich alle Atemschulen einig – zunächst eine Reihe von Fragen beantworten:

Wie bewußt atme ich?
Wie gut vermag ich mein Bewußtsein mit meinem Atem zu verbinden?
Bin ich imstande, meine entspannte Aufmerksamkeit auf jede einzelne Phase eines Atemzuges zu richten, oder schweife ich mit meinen Gedanken gleich wieder ab?

Nur wenn es dir gelingt, Atem und Bewußtsein zu einer Einheit zu verschmelzen, bist du voll mit der Lebensenergie verbunden.

Die vom Buddha gelehrte Atemmethode, die uns als »Vipassana«- oder »Anapanasati-Yoga« überliefert ist, verlangt von uns nur, wir sollen den ein- und ausfließenden Atem beobachten, ohne ihn zu beurteilen oder zu verändern (siehe Kapitel 15, Meditation, Seite 237).

So kannst auch du jetzt beginnen: Nimm dir einen Moment Zeit und beobachte, wie dein Atem kommt und geht, und nimm dabei wahr, wie es für dich ist, *in diesem Augenblick* bewußten Kontakt mit deinem Lebensstrom aufzunehmen.

Atem und Heilung

Täglich sterben in unserem Körper Millionen von Zellen, während gleichzeitig Millionen Zellen neu entstehen. Dies Werden und Vergehen ist Teil unserer Körperlichkeit, es sagt uns, daß unser Körper sterblich ist. Alle Weisheitslehren sehen im Körper deshalb ein vergängliches Gefäß, das unsere Seele und unseren Geist für eine begrenzte Zeit beherbergt, damit diese darin Lernschritte machen können, um anschließend wieder zu dem Ursprung zurückzukehren, von dem alles Leben kommt. Nach der Lehre des Yoga sind in unserem Körper sieben solcher Lernstufen, repräsentiert durch die sieben Chakras, abgebildet, die den Weg vom Geist in den Stoff und seinen Weg zurück zum Ursprung symbolisieren. Diese sieben Stufen, auch Bewußtseinszentren genannt, werden in einem späteren Kapitel noch eine große Rolle spielen.

Unser grobstofflicher Körper ist die unterste Stufe dieser sieben Stufen, der erst durch die Seele und das Bewußtsein (Geist) Leben erhält. Belebt wird unser Körper also durch nichtmaterielle »Instanzen«, für sich genommen ist er »leblose Materie«. Diese Instanzen lenken unseren Körper und unsere psychischen Funktionen, wobei ich mit psychischen Funktionen die an unseren Körper und unsere Sinne gebundenen emotionalen und mentalen Abläufe meine. Nach der Lehre des Kundalini-Yoga werden unsere psychischen Funktionen vor allem durch den *Manas*-Lotos repräsentiert, der im Stirnbereich liegt und als Zentrum unserer Sinnesempfindungen, des sinnengebundenen Denkens und der zentral ausgelösten Wahrnehmungen in Träumen und Halluzinationen gilt.

Unser Bewußtsein lenkt alle unsere psychophysischen Funktionen. Krankheit beziehungsweise Gesundheit spiegeln daher Entwicklungsschritte unseres Bewußtseins, wobei wir Krankheit als Ausdruck eines Konfliktes, Gesundheit als Ausdruck von Harmonie in unserem Bewußtsein ansehen können.

So gesehen ist es falsch, wenn wir von seelischen oder von Geisteskrankheiten sprechen. Geist und Seele können nicht krank werden, sie machen nur Lernschritte im Gefäß unseres Körpers. Krank werden können allein unser Körper und unsere Psyche, und zwar immer gemeinsam.

Diese Erkenntnis ist Jahrtausende alt und hat auch Eingang in Richtungen heutiger Medizin – zum Beispiel der psychosomatischen Medizin – und der Psychotherapie gefunden. Bemühungen psychotherapeutischer Arbeit in Methoden der Humanistischen Psychologie (etwa der Gestalt-Therapie, der Bioenergetik oder der Neo-Reicharbeit) zielen daher darauf ab, Hilfesuchende zu bewußter Wahrnehmung von Konflikten zu ermutigen, die sich bei ihnen in körperlichen Symptomen zeigen.

Wenn nun der Körper ein Gefäß für unseren Geist und unsere Seele ist, in dem sich diese weiterentwickeln, wird unser Körper zu einem wertvollen Medium zur Entwicklung unseres Bewußtseins.

Psychische wie körperliche Krankheiten werden zu wichtigen Botschaften, die unser Bewußtsein auffordern, unverarbeitete oder unterdrückte Aspekte unserer Existenz zur Kenntnis zu nehmen und an der Lösung bisher geleugneter Konflikte zu arbeiten. Der Weg aus der Krankheit zur Heilung ist so gesehen notwendigerweise mit einem Lernprozeß des Bewußtseins verbunden.

Unterstützung auf diesem Weg gibt uns unser Atem. Denn er läßt uns latente Verspannungen, Schmerzen und Krankheitssymptome fühlen und hilft uns dadurch, verborgene Konflikte wahrzunehmen und uns mit ihnen bewußt auseinanderzusetzen. »Konkrete Krankheiten« sind demnach »Signale«, mit denen der Körper unserem Bewußtsein notwendige Lernschritte anzeigt.

Nehmen wir einmal an, bei einem Magenkranken hat sich durch Überproduktion von Magensäure ein Geschwür gebildet. Welche Botschaft liegt darin für den Betroffenen? Sehen wir uns zunächst das Symptom, die vermehrte Ausscheidung von Magensäure, näher an. Säure ist eine aggressive Flüssigkeit, in geringer Dosierung ist sie notwendig zur Zersetzung bestimmter Nährstoffe, in überhöhter Dosis wendet sie sich jedoch aggressiv gegen den Menschen. Die Botschaft lautet in diesem Fall: Ich bin aggressiv gegen mich. Das wiederum führt ihn weiter, wenn er sich weitere Fragen stellt:

Was macht mich aggressiv?
Wem verschweige ich meinen Ärger?
Was hält mich davon ab, ihn zu zeigen?

Schon dieses eine Beispiel zeigt uns anschaulich, warum es unsinnig ist, allein Symptome zu behandeln. Das verschafft einem Kranken allenfalls momentane Linderung, die wirklichen Ursachen werden dadurch jedoch nicht berührt. Der Magen liegt im Bereich des dritten Energiezentrums (siehe Seite 81 und 141), das unter anderem für die Selbstbehauptung steht. Daraus ergeben sich weitere Fragen, die unserem Kranken Klarheit bringen können:

Was hält mich davon ab, meine Kraft zu zeigen?
Was tue ich mir an, wenn ich sie gegen mich selbst richte?
Oder, auf einer weiteren Lernstufe, die Frage: Wie steht es um mein Verhältnis zur Macht?

Natürlich kann diese Auffassung von Krankheit die Behandlung von Symptomen in akuten Fällen nicht ersetzen. Im Gegenteil, eine Behandlung ist oft unumgänglich, um einen Zustand wiederherzustellen, der für den Kranken erträglich ist. Doch führt das nicht zu wirklicher Heilung, denn die bewußte Auseinandersetzung mit den eigentlichen Ursachen unterbleibt.

Wenn es richtig ist, daß Krankheit ein Signal ist, das unserem Bewußtsein Impulse gibt, sich zu entwickeln, dann sind wir eigentlich nie vollkommen gesund. Jede konkrete Krankheit ist eine Aufforderung zu einem neuen Entwicklungsschritt. Krankheit hilft uns zu erkennen, was ist. Haben wir die Lektion gelernt, die sie uns aufgegeben hat, ist sie überflüssig geworden. Wenn wir uns das bewußt machen, ändert sich zwangsläufig unsere Einstellung zur Krankheit. Wir werden sie akzeptieren und als einen Teil von uns annehmen. Gerade das aber bringt uns, so paradox das auch klingen mag, auf den Weg, der zu unserer Heilung führt. Denn was uns an eine Krankheit bindet, ist, daß wir sie abwehren. Mit ihrer Ablehnung weisen wir sie als etwas für uns Wichtiges zurück, wir wollen nicht hinspüren und hinsehen, so wird ihr Signal immer lauter, und unsere verstärkte Abwehr führt zu Verkrampfung, zu Enge, zu Angst.

Wenn du das annimmst, *was ist,* wenn du eine Krankheit und ihre Botschaft annimmst, erhältst du Unterstützung durch deinen entspannten, bewußten Atem.

Durch ihn lernst du, wahrzunehmen, zu akzeptieren, loszulassen und dich für Lebensenergie zu öffnen. Das aber ist *Heilung.*

Dabei wandelt sich

Verkrampfung zu Entspannung,
Enge zu Weite,
Mißtrauen zu Vertrauen,

Gespaltenheit zu Einheit,
Angst zu Liebe.

So erreichst du einen umfassenden Reinigungs- und Heilungsprozeß deiner Gedanken und Emotionen und deines Körpers.

Wahrnehmen, Annehmen, Raumgeben sind Qualitäten unseres vierten Energiezentrums, des Herzzentrums, in den Yogaschriften auch Anahata genannt. Es liegt im Brustraum, wo wir unserem Atem Raum geben. Es ist deshalb auch jenes Zentrum in dir, durch das Heilung geschieht, wenn du dich deinem Atem öffnest.

2

Verbundenes Atmen

Die Entdeckung des eigenen Atems

Im Grunde genommen gibt es kein »richtiges« oder »falsches« Atmen. Deine Atmung bringt in jedem Augenblick zum Ausdruck, was du gerade fühlst, in welcher Stimmung du bist und welches Lebensgefühl du im allgemeinen »verkörperst«.

Deine Atmung dient nicht nur dem Gasaustausch in deinen Lungen und der Versorgung deines Blutes mit frischem Sauerstoff. Die Qualität deiner Atmung offenbart auch, wie du Lebensenergie in dich aufnimmst, in welchem Maße du also bereit bist, zuzulassen, daß die universelle Lebenskraft dir Nahrung gibt. Mit »Nahrung« meine ich in diesem Zusammenhang nicht nur die körpererhaltende Energie, sondern ebenso die Energie, die du brauchst, um dich geistig und seelisch voll zu entfalten. Welche Qualität deine Atmung auch haben mag und welche Ereignisse und Erfahrungen deines Lebens du auch immer für eventuelle Unzulänglichkeiten deines Atems verantwortlich machst, der einzige, der an seiner Atmung etwas ändern kann, bist du selbst. Schließlich ist es deine besondere Art zu atmen, der du dein bisheriges Leben verdankst. Und sie ist es auch, die die Grundlage zu seiner zukünftigen Entfaltung bildet. Wenn du dein Atempotential und die Qualität deiner Atmung entwickeln und zur Entfaltung bringen möchtest, so gibt es keinen anderen Weg als den, dir deine Atemgewohnheiten zunächst einmal bewußt zu machen.

Deshalb sollst du gleich jetzt eine Übung kennenlernen, die einer solchen Bewußtwerdung dient (1):

- Beobachte, wie der Luftstrom des »Einatems« an den Nasenflügeln vorbei in deine Nase einströmt, wie er die Lungen füllt, deinen Brustkorb dehnt, weiter nach unten fließt und deinen Bauchraum weitet.
- Jetzt kehrt der Luftstrom seine Richtung um und verläßt als »Ausatem« deinen Körper durch die Nase. Dann strömt die Luft neuerlich in dich ein, und so fort.
- Beobachte in der beschriebenen Weise einige Minuten lang deinen Atem – ohne jedoch den Atemfluß willentlich zu beeinflussen.

Bereits das aufmerksame Beobachten des Atemflusses löst unerwartete Veränderungen aus. Die Körperwahrnehmung wird erhöht, entspannte oder verspannte Körperbereiche werden fühlbar, latente Schmerzen bewußt, und bis dahin verborgene Gedanken machen sich geltend. Vielleicht ist es dir aber auch nach dieser Übung bereits bewußt geworden, welche Teile deines Körpers mehr oder weniger belebt sind.

Du hast dich nun auf die Entdeckungsreise zu deinem Atem begeben. Wohin deine Reise auch führen mag, sie hat unverwechselbare Merkmale und ist durch dein individuelles Sein bestimmt.

In den folgenden Kapiteln findest du zahlreiche Übungen und Hinweise, die es dir ermöglichen werden, deinen ganz persönlichen Weg zu einem harmonischen und heilenden Atem zu gehen. Ich kann dir dabei nur Anregungen und Fingerzeige geben, die dir dabei helfen sollen, deine eigenen Bedürfnisse und Wünsche zu erkennen und entsprechend deiner Persönlichkeit an der Entfaltung deines Atems zu arbeiten. Wenn die angebotenen Übungen im einzelnen einmal deinen Bedürfnissen nicht entsprechen, so kannst du sie auch abwandeln. Verfügst du erst einmal über größere Erfahrungen mit deinem Atem, so wirst du eventuell sogar neue Übungen hinzuerfinden.

Jeder Mensch weiß intuitiv ganz genau, welche »Nahrung« sein Körper und welche seine Seele braucht. Die Übungen, die ich dir im weiteren Verlauf dieses Buches anbiete, erfüllen deshalb vor allem einen Zweck: Sie sollen es dir ermöglichen, dein inneres Potential wiederzuentdecken und zu entfalten.

Als ich zu meditieren begann, hatte ich nach Meditationssitzungen oft das Bedürfnis, ganz bestimmte Körperhaltungen einzunehmen. Später, als ich anfing, mich für Yoga zu interessieren, konnte ich diese Körperhaltungen, die ich spontan eingenommen hatte, als »Yoga-Asanas« auf Abbildungen in Yoga-Büchern wiederfinden. Über ähnliche Erfahrungen haben mir in den zurückliegenden Jahren zahlreiche Menschen berichtet, die ihrem inneren Wissen intuitiv gefolgt waren.

Wenn du bei der Durchführung der beschriebenen Übungen aufmerksam in dich hineinhorchst und auf die Botschaften deines Körpers hörst, kannst du eigentlich nichts falsch machen. Von Fall zu Fall werde ich jedoch bei der Beschreibung einzelner Übungen besondere Hinweise geben, deren genaue Beachtung ich dir empfehle.

Die hier angebotenen Übungen kann grundsätzlich jeder ausführen, gleich wie alt er ist, wenn er das zuvor Gesagte beherzigt. Kinder reagieren sehr intensiv auf Atemübungen, sie brauchen deshalb sorgfältige Anleitung und sollten niemals zum bewußten Atmen gedrängt werden; denn sie spüren selbst – besser als Erwachsene –, was ihnen guttut und was nicht. Mit älteren Menschen habe ich häufig gearbeitet und gute Erfahrungen gemacht – mein ältester Klient war zweiundachtzig Jahre alt. Ich möchte ältere Menschen sogar ausdrücklich ermutigen zu üben. Ich empfehle ihnen jedoch für den Anfang sehr kurze Übungszeiten. Auch sollten sie ihren Arzt befragen, ob er Einwände hat. Auch Kranken und Menschen, die in psychotherapeutischer Behandlung sind, empfehle ich, mit ihrem Arzt oder Therapeuten zu sprechen, bevor sie mit Atemübungen beginnen.

Übrigens findest du in diesem Buch Übungen, die du allein, und solche, die du zusammen mit einem Partner ausführen kannst. Wenn du jedoch die Absicht hast, dich sehr intensiv und in lang ausgedehnten Sitzungen mit den verschiedenen Atemübungen auseinanderzusetzen, so empfehle ich dir, dies nur unter Anleitung eines erfahrenen Atemlehrers oder -therapeuten zu tun. Ganz gleich, ob du jedoch allein, gemeinsam mit einem Partner oder unter Anleitung eines Lehrers atmest, *du* bist es, der atmet, du bist es, der sich auf den Weg begeben hat, auf den Weg zu *deinem Atem.*

Wenn ich dir dann die Methode *Verbundenes Atmen* als »Werkzeug« anbiete, um deinen Atem zu entdecken, werde ich schrittweise auf die wichtigsten Aspekte dieser Methode eingehen. Diese Aspekte sind im wesentlichen die Grundelemente jedes entspannten und bewußten Atmens. Die zahlreichen Übungen werden dir dabei helfen, langsam in die Methode hineinzuwachsen. Ich habe speziell solche Übungen ausgewählt, mit denen du im Alltag gut zurechtkommst.

Lebensenergie

Was in diesem Buch als Lebensenergie bezeichnet wird, nennen die indischen Yogis *Prana.* Prana ist die allesbewegende kosmische Energie, die Ursache jedes Gedankens, jeder Körperbewegung, jedes Naturereignisses. Prana bedeutet im Sanskrit »absolute Kraft«.

Yogis erkennen übereinstimmend, daß es ein Charakteristikum allen Lebens ist, Prana in sich aufzunehmen, zu speichern und zu verwandeln, damit es von innen wie von außen wirksam werden kann. Swami Sivananda sagt: »Prana ist die Summe aller im Universum vorhandenen Energien.«

Prana ist in der Luft vorhanden, die wir atmen, im Duft der Blume, im Windhauch, im Regen, in der Bewegung der Meereswellen, im Erdreich, aus dem uns Nahrung erwächst. Wir sind von Prana umgeben, und dieser Kraft verdanken wir unser ganzes Sein. Unsere Haut, all unsere Sinne nehmen es auf, unser Denken ist von Prana erfüllt. Und da wir Teil des Universums sind, strahlen wir selbst auch diese Kraft aus. Beim bewußten Atmen nehmen wir in besonderem Maße Prana auf und geben es wieder an den Kosmos zurück. Übrigens geht von Menschen, bei denen wir eine starke »Ausstrahlung« wahrnehmen, mehr Prana aus als von anderen Menschen.

Im Prozeß des Atmens zeigt sich, wie offen wir für Lebensenergie sind – und in welchem Maße wir uns in Übereinstimmung mit dem kosmischen Rhythmus von Geben und Nehmen befinden. So zeigen

Schmerzen und Erkrankungen in bestimmten Körperbereichen an, welche Regionen unseres Körpers wir vor den heilsamen Wirkungen der Lebensenergie verschließen.

Körperlicher Tod bedeutet, daß unser physischer Körper für Prana nicht mehr durchlässig genug ist; denn ein bestimmter Grad an Durchlässigkeit ist die Voraussetzung dafür, daß die Seele in unserem Körper verweilen kann. Im Augenblick unseres Todes erlischt zugleich auch unser Atem.

Wenn wir beginnen, unseren Atem bewußt zu entdecken und durch gezielte Übungen zu entwickeln, schaffen wir die Voraussetzungen dafür, daß unser Körper für Prana durchlässiger wird. Wir lernen so, unsere Vitalität zu stärken, in Kontakt zu unseren Gefühlen zu kommen und kreativ und klar zu denken. Zugleich werden wir uns des Umstandes bewußt, daß wir als Teil unseres Planeten und der ganzen Natur eine verantwortungsvolle Aufgabe zu erfüllen haben. Die Luft, die wir einatmen, ist zwar Träger der Lebensenergie, sie ist indessen nicht diese Energie selbst. Der Sauerstoff ist nur ihr Transportmittel. Die Fähigkeit, Prana zugleich mit der Atemluft aufzunehmen, hängt weniger von unserer Lungenkapazität und der Heftigkeit unseres Atmens als vielmehr von dem Rhythmus, der Richtung, der Tiefe und der »Geschmeidigkeit« unseres Atemflusses ab, vor allem aber vom Grad der Entspannung und dem Grad unserer Bewußtheit beim Atemvorgang.

Wir nehmen Prana allerdings nicht nur mit der Atemluft auf – wenngleich dies für den Durchschnittsmenschen die wichtigste Quelle sein mag –, sondern ebenso mit der Nahrung und den Eindrücken, die auf unsere Sinne einwirken, kurz durch unsere ganze Existenz. So ist etwa auch ein Gedanke, der uns inspiriert und belebt, Pranaenergie.

Es gibt Yogis, die sowohl durch ihre Lebensführung als auch durch jahrzehntelange Übung so durchlässig für die Lebensenergie geworden sind, daß sie sich für Tage, manchmal Wochen begraben lassen können und anschließend frisch und erholt der Erde entsteigen. Dadurch demonstrieren sie sehr anschaulich, daß Prana überall ist und wir es mit unserem ganzen Sein aufnehmen können.

Prana ist für den Menschen, je nachdem in welcher Umgebung er sich gerade aufhält, in unterschiedlichem Maße verfügbar. In der Natur, im Wald und an der See oder in den Bergen, ist es in größerer Fülle vorhanden als in geschlossenen Räumen oder in Städten. Deshalb erschöpfen uns Stadtgänge, wohingegen Spaziergänge in freier Natur uns beleben.

Der zwanglos fließende Atem

Was ist eigentlich *Verbundenes Atmen?* Diese Methode vermittelt einen fließenden, bewußten Atem. Ihre Grundanleitung:

> *Verbinde deinen entspannten Einatem fließend und zwanglos mit deinem entspannten Ausatem, und richte deine Aufmerksamkeit gelassen auf den Atemvorgang.*

Das kannst du dir mit der folgenden Übung veranschaulichen (1):

- Erkunde zunächst die Kapazität deiner Lungen. Entleere sie dann, ohne zu pressen, soweit wie möglich von jeglicher Atemluft, und atme anschließend so tief ein, wie du kannst. Wiederhole diesen Vorgang ganz langsam dreimal. Achte jedoch darauf, daß dein Atem nicht nur deine Brust füllt, sondern auch deinen Bauch, deinen Rücken und deine Flanken erreicht.
  Nach einer kurzen Pause kannst du nun mit der eigentlichen Übung beginnen.
- Du atmest entspannt durch die Nase ein und füllst deine Lungen nur soweit, wie es dir angenehm ist. Dann läßt du deinen Ausatem unmittelbar wieder los, indem du deine Atemmuskeln entspannst. Durch den Druck, den die Außenluft auf deinen Brustkorb ausübt, entleeren sich deine Lungen von ganz allein. Unmittelbar darauf atmest du wieder ein. Sobald deine Lungen gefüllt sind, läßt du den Atem abermals los. Haben sich deine Lungen wieder zwanglos entleert, fährst du in der beschriebenen Weise fort zu atmen.

○ Reihe nun zwanglos etwa zehn bis fünfzehn Atemzüge aneinander, lege dabei deine linke Hand entspannt auf deine Brust, deine rechte Hand auf deinen Bauch.

Wie gelingt dir das?

Nur wenige Menschen sind nach meinen Erfahrungen aus der Praxis in der Lage, bereits beim ersten Versuch leicht, fließend und zugleich entspannt zu atmen. Die meisten geraten zunächst einmal mit ihren eingeschliffenen Atemgewohnheiten in Konflikt. Ein Fehler, den viele machen, ist, daß sie beim Ausatmen Kraft aufwenden. Man glaubt, entspannt auszuatmen, und doch preßt man, wenn auch kaum merklich, den Atem heraus und kontrolliert ihn auf diese Weise.

Ein Weg, verbundenes Atmen zu lernen, ist, den Ausatem völlig loszulassen und vom *Sein* (Einatem) ganz entspannt in das *Nichtsein* (Ausatem) hinüberzugleiten. Einatem ist Leben, Ausatem ist Vergehen. Kontrollieren wir unseren Einatem, legen wir unserer Lebendigkeit, unserer Lebenskraft und schließlich unserer Kreativität Fesseln an. Wenn wir dagegen unseren Ausatem kontrollieren, so behindern wir die *reinigende Wirkung* unserer Atmung; wir halten dann das Abgelebte und Verbrauchte in uns fest und blockieren zugleich das Hinüberschwingen unseres Atemflusses in das neue Sein des nächsten Atemzuges. Einatmen bedeutet, sich dem Leben zuzuwenden, ausatmen, sich dem Tod hinzugeben. Wenn es uns gelingt, in beiden Atemphasen entspannt zu bleiben, sind wir im Einklang mit dem Lebensrhythmus.

Seufzen

Als ich begann, bewußt zu atmen, hat es mir sehr geholfen, jeweils am Anfang einer Sitzung mehrmals aus tiefstem Herzen zu seufzen. Ich habe so gelernt, meinen Ausatem zu entspannen.

Spontanes Seufzen vereinigt im übrigen in idealer Weise wesentliche Elemente des *Verbundenen Atmens*. Beim Seufzen findet gleichsam ein fließender Wechsel von einer aktiven in eine passive Bewegung statt.

Auf ein volles, leicht betontes Einatmen folgt unmittelbar ein gelöstes und entspanntes Ausatmen.

Versuche mit folgender Übung, dir das zu veranschaulichen (2):

- Experimentiere mit tiefen oder wenigen tiefen Seufzern. Gib den Seufzern Töne. Laß ihnen jedoch freien Lauf und kontrolliere deinen Atem nicht.
- Versuche nun, eine Folge von Seufzern aneinanderzureihen. Wie gelingt dir das?

Für die Qualität unseres Atems sind gerade die Übergänge zwischen den beiden komplementären Atembewegungen – Einatmen und Ausatmen – von entscheidender Bedeutung. Yogis unterteilen deshalb den Atemvorgang in vier Phasen: das Ausatmen, die Wende vom Ausatmen zum Einatmen, das Einatmen und schließlich der Übergang vom Einatmen zum Ausatmen.

Beim *Verbundenen Atmen* beginnen wir allerdings mit dem Einatmen. Wir beginnen im Sein und entspannen uns darin. Im Gegensatz zu den Yogis verzögern wir weder die Phase des Ein- noch des Ausatmens. Wir wollen auch keine bewußte Kontrolle des Ein- und Ausatmens, wie sie in den Pranayama-Übungen des Yoga üblich ist, sondern wir lassen unseren Atem ganz einfach locker kreisen und schwingen. Weder forcieren wir ihn, noch verzögern wir ihn, denn letzteres läßt die fließende Atembewegung stocken, ersteres führt zu mechanisch pumpendem Atmen.

Das Bild der Welle

Das Vorstellungsbild einer Welle kann dir helfen, rund, fließend und entspannt zu atmen.

Stell dir eine Meeresküste vor. Eine Welle nach der anderen rollt an, überschlägt sich und zieht sich wieder zurück. Das wiederholt sich in einem unaufhörlichen Fluß. Die Welle wird von einer sanften Kraft getragen, die sowohl Teil ihrer selbst als auch des Meeres ist. Sie wird von einer unsichtbaren Kraft geformt, und sobald sie Gestalt angenommen hat, ist sie die sichtbare Form jener Energie, der sie ihre Entstehung verdankt.

Das Leben einer Welle ist kurz; bereits nach Augenblicken erreicht sie den Höhepunkt ihrer Kraft, überschlägt sich dann, löst sich auf und wird wieder Teil des Ozeans, also des Ganzen, aus dem sie hervorgegangen ist, und baut die nachfolgende Welle mit auf. Das Spiel des Meeres geht unaufhörlich weiter. Sobald die eine Welle zusammengebrochen ist, rollt schon die nächste heran – ein ewiger Kreislauf, der Welle auf Welle aus dem Meer entstehen und wieder zurücksinken läßt. Dies alles geschieht durch die Dynamik einer natürlichen Bewegung – völlig mühelos und selbstverständlich. Jeder unserer Atemzüge ist einer solchen Welle vergleichbar, einer Welle im Ozean des kosmischen Atems.

Diese Übung wird dein Bewußtsein für diesen Zusammenhang öffnen (3):

○ Stell dir nun vor, dein Einatem sei eine anrollende Welle. Die Wende vom Ein- zum Ausatmen als Augenblick, in dem sich die Welle überschlägt. Den Ausatem siehst du als Zusammenbrechen – und den Übergang vom Ausatem zu Einatem dann als Rückfließen der Welle. Nun sind deine Lungen leer: Eine neue Welle bildet sich, sie baut sich auf – der Atem strömt in dich ein. Übergangslos fließend formt sich so Welle auf Welle, unaufhörlich folgt eine der anderen.

○ Vergegenwärtige dir dies Bild in deiner Vorstellung, und atme dabei zwanglos und entspannt zehn bis zwanzig Atemzüge.

In das Becken atmen

Seit ich denken kann, hat mich das Meer fasziniert. Wann immer ich Gelegenheit hatte, mich am Meer aufzuhalten, habe ich stundenlang die Wellen beobachtet, die mächtigen Brecher ebenso wie die sich kräuselnden kleinen Wellen, die nur sanft über den Strand spülen und dann wieder zurückfließen.

Das Vorstellungsbild des Meeres ist mir aus diesem Grunde sehr angenehm, und immer wenn ich Atemübungen mache – ganz gleich ob ich tief oder weniger tief atme –, erleichtert es mir diese Vorstellung, mich zu entspannen.

Die vitale Funktion des Atems ist mit dem zweiten Chakra, einem im unteren Becken angesiedelten Energiezentrum verbunden. Wenn wir also tief in unser Becken hinunteratmen, bringen wir die Energie des zweiten Chakras ins Gleichgewicht und zentrieren uns.

Atme nun entspannt in dein Becken (4):

○ Du sitzt dabei aufrecht auf einem Stuhl oder in einer anderen Position, deine Hände liegen gelöst unterhalb des Nabels auf deinem Bauch. Die Augen hast du geschlossen. Im Geiste siehst du, wie Welle auf Welle an den Strand rollt und wieder ins Meer zurückfließt. Atme ganz sanft und ruhig, solange es dir angenehm ist.

Erden

Erde dich nach jeder Übung. »Erden« meint hier, daß du bewußten Kontakt zur Erde herstellst. Wenn du bewußt atmest, erweitert sich dein Energiekörper – auch Aura genannt. Das beeinflußt deine Wahrnehmung, aber auch dein Bewußtsein in einer für dich zunächst noch ungewohnten Weise. Eine Erdungsübung bringt dich nach einer Atemübung, die du auf einem Stuhl sitzend ausgeführt hast, wieder zurück auf »den Boden« und hilft dir, wieder in Kontakt mit deinem Alltagsbewußtsein zu kommen.

Noch sitzend kannst du dich so wieder erden (5):

- Lege zuerst beide Handflächen gegeneinander, und presse sie mit festem Druck zusammen. So nimmst du dich gleichsam selbst wieder fest in die Hand. Drehe nun zuerst dein linkes, dann dein rechtes Fußgelenk mehrmals in beide Richtungen. – Lockere jetzt beide Fußgelenke durch leichtes Schütteln. Setze dann deine Füße in einer stampfenden Bewegung nacheinander mit Nachdruck mehrfach auf.
- Erhebe dich danach, gehe einige Male auf und ab, dehne und strecke dich, solange du magst, und unterdrücke ein vielleicht auftauchendes Gähnbedürfnis nicht. Trinke etwas Wasser und gehe dann wenigstens fünf bis zehn Minuten lang spazieren.

Die kreisende Welle

Wenn du diese Atemübung versucht hast, probiere nun diese Abwandlung. Sie wirkt noch intensiver, weil wir uns dabei vorstellen, unser Atem kreise wie eine Welle in unserem Becken (6):

- Du sitzt wie in der vorangegangenen Übung auf einem Stuhl. Aktiviere nun dein Becken, indem du es viermal vor- und zurückkippst. Kopf, Hals und Schultern bleiben dabei aufrecht. Drehe nun außerdem dein Becken viermal nach links und nach rechts. Wiederhole diese Vorbereitung falls nötig noch einmal. Zweck dieser Vorbereitung ist es, den Beckenbereich zu lockern, den Kontakt des linken und des rechten Sitzbeines mit der Unterlage zu intensivieren und sicherzustellen, daß du entkrampft sitzt.
- Stelle dir nun vor, daß die Welle ihren Ausgangspunkt in deinem Steißbein nimmt und von dort nach vorn zum Schambein rollt, während sie sich in der Mitte deines Beckens überschlägt.
- Synchronisiere deinen entspannten Atem mit diesem Vorstellungsbild.
- Vielleicht fällt es dir leichter, deinen Atem in den Beckenbereich zu

lenken, wenn du die linke Handfläche auf den Bauch legst, unterhalb des Nabels, und den rechten Handrücken am unteren Rücken in Höhe deines Kreuzbeines plazierst. Atme so zwei oder drei Minuten lang oder so lange, wie es dir angenehm ist.

Kleiner und großer Atemkreis

Auch während der beiden folgenden Übungen erfährst du deinen Atem als eine unendlich kreisende Bewegung. Der kleine Atemkreis ist auf deinen Körper beschränkt und wird durch den Umfang des in dir verfügbaren Atemraumes bestimmt. Der große Atemkreis symbolisiert deine Verbundenheit mit dem universellen Atem.

Dem kleinen Atemkreis kannst du in deiner Vorstellung die Form einer langgestreckten Ellipse geben, die sich von deiner Nasenhöhle bis zum Zwerchfell erstreckt.

Kleiner Atemkreis (7 a):

○ Beginne langsam und bewußt durch die Nase zu atmen, und erspüre den Atemraum, der dir von Natur aus zur Verfügung steht. Erkunde, wie es ist, wenn du flach atmest, wenn du tiefer atmest und wenn du seufzt.

○ Stelle dir dann vor, daß deine Atembewegung diese Form einer Ellipse annimmt. Mit dem Einatem verbindest du nun die Vorstellung einer aufsteigenden Bewegung. Diese Bewegung bezeichnet den Teil der Ellipse, der in der Nähe deines Rückgrates vom Zwerchfell aufwärts bis zur Nase verläuft.

○ Mit dem Ausatem verbindest du die Vorstellung einer fallenden Bewegung. Diese Bewegung bezeichnet den Bogen der Ellipse, der nahe deinem Brustbein abwärts verläuft. Atme entspannt ein bis zwei Minuten.

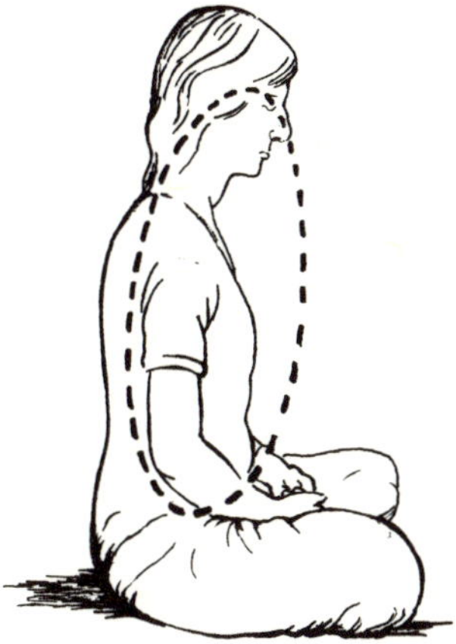

Kleiner Atemkreis

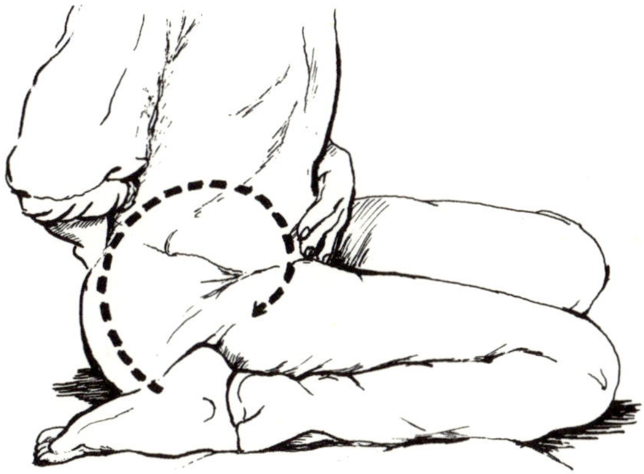

Die kreisende Welle

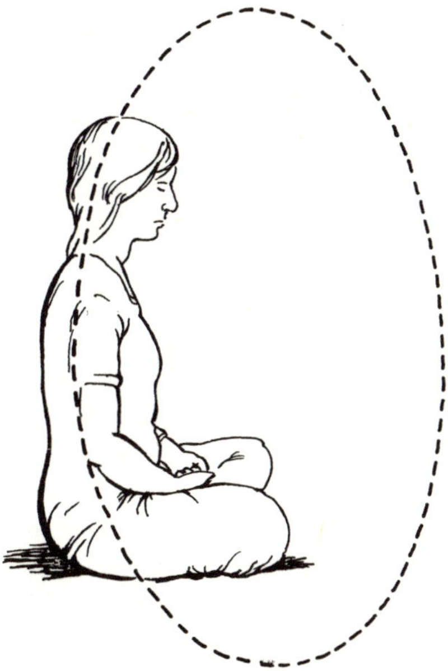

Großer Atemkreis

Großer Atemkreis (7 b):

- ○ Beginne mit dem Vorstellungsbild zu atmen, daß der Einatem durch den Beckenboden in dich eintritt, entlang der Wirbelsäule bis zum obersten Halswirbel aufsteigt, wo er leicht fließend in den Ausatem übergeht. Der Ausatem verläßt dich durch den Scheitel, vereinigt sich in einem unendlichen Bogen mit dem *Großen Atem* und wechselt auf seinem Weg wieder in den Einatem, der durch den Beckenboden neuerlich in dich eintritt.
- ○ Versenke dich in deiner Vorstellung in dieses Bild, und atme ruhig und entspannt in der beschriebenen Weise ein bis zwei Minuten lang. Schließe mit einer der vorhin beschriebenen Erdungsübungen ab.

Finde bei dieser Übung heraus, an welchem Punkt des Atemkreises dir der Wechsel vom Ein- zum Ausatem und vom Aus- zum Einatem am angenehmsten ist. Erfahrungsgemäß wechselt dieser Punkt am Anfang relativ häufig. Je länger du atmest, desto selbstverständlicher ergeben sich die Wechsel wie von selbst. Man hat dann häufig das Gefühl, durch seinen Atem mit einer Kraft verbunden zu sein, die weit über das individuelle Ich hinausreicht, die einen jedoch trägt und einem Ruhe gibt.

Rhythmus

Rhythmus ist das, was unseren Atem während einer Sitzung strukturiert; Rhythmus gibt dem Atem Energie und läßt uns bewußt und gegenwärtig bleiben, während wir üben.

Wie eine Meereswelle, so erhält auch unser Atem seine Kraft aus dem Rhythmus. Wird der Rhythmus einer Welle gestört, etwa durch ein vorbeifahrendes Boot, so kommt es zu ungeordneten, chaotischen Wasserbewegungen, in denen sich eine einzelne Welle auflöst. Erst nach einer kürzeren oder längeren Übergangszeit entstehen dann allmählich neue rhythmische Wasserbewegungen, die wir als Wellen identifizieren können.

Analog müssen wir während einer Atemübung unseren Atemrhythmus immer wieder neu »aufbauen«, wenn wir ihn verloren haben.

Alle Lebensvorgänge haben ihren eigenen Rhythmus. Dieser Rhythmus strukturiert beispielsweise innerhalb eines Organismus lebensnotwendige Prozesse, macht diese Prozesse berechenbar und ist somit für das Überleben des Organismus von grundlegender Bedeutung.

Jeder Rhythmus folgt universell gültigen Gesetzmäßigkeiten. Man kann ihn nicht isoliert betrachten, sondern er steht in vielfältigen Wechselwirkungen mit allen übrigen Rhythmen. Denken wir nur an den Wechsel von Tag und Nacht, der nichts anderes ist als eine Folge der Bewegung der Erde um die Sonne. Dieser Wechsel beeinflußt zum Beispiel den Rhythmus, in dem wir wachen oder schlafen. Das Große spiegelt sich im Kleinen.

So hat jeder von uns einen besonderen Rhythmus, der alle seine Körperfunktionen bestimmt. Was immer wir daher unternehmen, gelingt uns um so müheloser und wirkungsvoller, je mehr wir es in *unserem Rhythmus* tun.

Dieser Grundsatz gilt natürlich auch für unsere Atmung. Wirklich entspannt atmen wir deshalb nur, wenn wir in *unserem* Rhythmus atmen. Die wesentlichen Aspekte beim Atemrhythmus sind unter anderem: Länge des Ein- und Ausatems, Ruhe oder Hast, Bewußtheit, Regelmäßigkeit, die Tiefe und die Dynamik, mit der wir atmen, und schließlich die besondere Betonung eines Atemzuges innerhalb einer Sequenz von Atemzügen.

Wie aber können wir nun mit *unserem Rhythmus* in bewußten Kontakt kommen? Nach meiner Erfahrung ist das am ehesten möglich, wenn wir mit rhythmischen Folgen von Atemzügen experimentieren. Bevor ich dazu eine geeignete Übung anbiete, sollte ich noch ergänzen, daß dieser Rhythmus je nach Tageszeit, äußeren Gegebenheiten und Stimmungslage Schwankungen unterliegt und sich entsprechend diesen Gegebenheiten auch seine Feinstruktur (etwa Tiefe, Dynamik und Verbundenheit der Atmung) ändert, so daß wir uns meist bei jedem Üben neu einstimmen müssen.

An manchen Tagen wird uns das leichter fallen als an anderen, je nachdem, wie gut es uns gelingt, am Anfang einer Sitzung von der willentlichen Beeinflussung unserer Atmung auf eine entspannte, akzeptierende Wahrnehmung unserer Atembewegungen umzuschalten. Denn den uns eigenen Atemrhythmus können wir nicht willentlich herbeizwingen.

Die folgende Übung wird dir helfen, deinen Atemrhythmus zu entdekken (8):

- Entspanne dich zunächst, und beginne dann, ruhig zu atmen. Nimm jedoch hin und wieder einen besonders tiefen Atemzug, und spüre, während du weiteratmest, dessen Wirkung nach. Experimentiere schließlich ganz bewußt mit verschiedenen Rhythmen von tiefen und weniger tiefen Atemzügen.
- Finde nun heraus, welcher Rhythmus dir am angenehmsten ist. Nimm dir für diese Übung viel Zeit.

Aus eigener Erfahrung, aber auch aus der Arbeit mit anderen Menschen weiß ich, daß eine rhythmische Betonung des Atems die wirkungsvollste Methode ist, den eigenen Rhythmus zu finden. Für mich persönlich habe ich einen gefunden, der auf drei kürzere einen längeren Atemzug folgen läßt. Manchmal wähle ich auch eine Betonung, bei der zwei kürzere und zwei längere Atemzüge einander abwechseln. Gelegentlich kombiniere ich auch beide Möglichkeiten.

Wie die beiden Lerntheoretiker Ostander und Schroeder darlegen, ist ein Rhythmus entspannend, der vier Teile hat und in der Zahl sechzig enthalten ist. Diese Zahl entspricht einem ruhigen Herzrhythmus von etwa sechzig Schlägen in der Minute. Ich persönlich habe in meinem Fall die Beobachtungen der beiden bestätigt gefunden – für dich braucht das allerdings nicht unbedingt zuzutreffen.

Für die vorgeschlagenen Übungen habe ich als Grundeinheit eine überschaubare Folge von Atemzügen gewählt, die mehrmals den gleichen Rhythmus (von in diesem Fall vier Atemzügen) aneinanderreiht. Ich nenne eine solche Folge im weiteren Text entweder *Sequenz* oder *Atem-* beziehungsweise *Grundsequenz.* Eine Sequenz besteht im hier gewählten Fall aus viermal vier, also sechzehn Atemzügen. Damit du dir eine solche Grundsequenz vorstellen kannst, setzen wir als Beispiel den Viererrhythmus bildlich um in Wellen. Für drei längere und einen kürzeren Atemzug ergeben sich drei kleinere und eine größere Welle.

Grundrhythmus: drei kürzere und ein längerer Atemzug

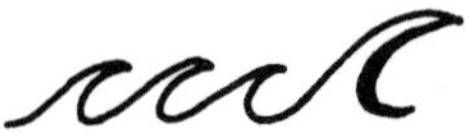

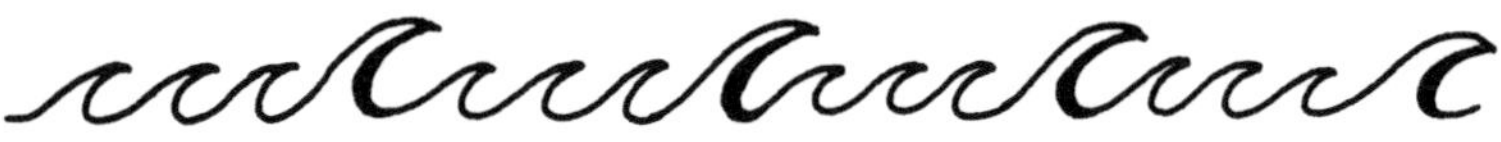

Grundsequenz: viermal der Grundrhythmus

In der Praxis habe ich die Erfahrung gemacht, daß die Mehrzahl meiner Atemschüler eine Grundsequenz wählt, die zwischen sechzehn und vierundzwanzig Atemzügen liegt. Den Übungen in diesem Buch habe ich der Einheitlichkeit halber immer eine Grundsequenz von sechzehn Atemzügen zugrunde gelegt, die jeder entsprechend abwandeln kann.

Die Länge und Akzentuierung der für dich angenehmsten Sequenz wirst du für dich selbst herausfinden. Das Ergebnis dieses Experimentes ist dann *deine Grundsequenz*, die du neben unserem Beispiel einzeichnest. Atme von jetzt an wenigstens einmal am Tag eine Sequenz, und zwar entweder nach dem Aufstehen oder vor dem Zubettgehen. Je regelmäßiger du das tust, vielleicht sogar immer zur gleichen Tageszeit, desto eher wird sich, selbst bei nur einer Sequenz täglich, deren Wirkung intensivieren.

Die Holländerin Mellie Uyldert schreibt dazu in ihrem Buch »Der Lebensrhythmus«: »Ein kosmischer Rhythmus spiegelt sich auf der Erde. Unser Fühlen und Denken, unsere Liebe und innere Einkehr, Ruhe und Arbeit, alles folgt dieser Ebbe und Flut. Wer sich freiwillig diesem Rhythmus anvertraut, wird von ihm getragen und verschleißt nicht. Wer jedoch gegen ihn lebt, der verbraucht seine Kraftreserven und altert vorzeitig.«

Ungewohnte Körperempfindungen

Falls du dich entscheidest, regelmäßig mehrere Sequenzen zu atmen, so solltest du deren Anzahl erst allmählich steigern. Achte dabei jedoch genau auf die Antworten, die dir dein Körper und dein Bewußtsein geben, und respektiere deine Grenzen. Häufig hat sich bereits nach Ablauf einer Sequenz soviel Energie im Körper angesammelt, daß ein noch Ungeübter schon die ersten ungewohnten Körperempfindungen wahrnimmt. Die häufigsten Empfindungen sind: Kribbeln in den Händen, im Gesicht oder an anderen Stellen des Körpers, begleitet in vielen Fällen von dem Empfinden, zu schweben oder von einem »Energienebel« umgeben zu sein.

Derartige Körperempfindungen sowie die veränderte Realitätswahrnehmung resultieren aus der mangelnden Fähigkeit des ungeübten Körpers, die in erhöhtem Maße aufgenommene Atemenergie zu absorbieren und durch alle seine Bereiche frei strömen zu lassen. Solche Erscheinungen brauchen dich jedoch nicht zu irritieren. Falls sie dich allerdings vom Atmen ablenken, gib deinem Körper mehr Zeit, sich an das erhöhte Energieniveau zu gewöhnen.

Wenn du noch ungeübt bist, so schlage ich dir vor, zunächst mit einer Atemsequenz zu beginnen, gegebenenfalls sogar nur mit einer halben, und danach eine Pause einzulegen. Diese Pause kannst du dann mit Erdungs-, Streck- und Dehnübungen ausfüllen, von denen du in diesem Buch eine große Auswahl finden wirst. Sobald du wieder guten Kontakt zu deinem Körper und zum Boden hergestellt hast, atme eine zweite Sequenz und lege danach wieder eine Pause ein, die du zu weiteren Körperübungen nutzt. Im Anschluß daran atme erneut eine Sequenz und so fort. Jedem, der noch wenig Atemerfahrung hat, empfehle ich, eine Atemsitzung zunächst nicht über zehn Minuten hinaus auszudehnen. Eine mit Körperübungen ausgefüllte Pause ist aber auch für die Menschen, die bereits über größere Atemerfahrungen verfügen, immer dann angesagt, wenn sie im »Nebel« des sich erweiternden Energiefeldes zu versinken drohen oder Schwierigkeiten haben, ihre Aufmerksamkeit auf den entspannten Atem zu richten. Generell sind mehrere kürzere Übungssitzungen am Tag einer langen vorzuziehen.

*Hat sich dein Körper nun nach einigen Wochen regelmäßigen Übens an die erhöhte Aufnahme von Atemenergie gewöhnt, so wirst du am Morgen nach dem Aufstehen und am Abend vor dem Zubettgehen die folgende Übung mit Gewinn ausführen (9):**

- ○ Du beginnst in Fötushaltung auf der linken Seite liegend und atmest eine Sequenz.
- ○ Dann legst du dich auf den Rücken, wobei die Arme entspannt neben deinem Körper liegen; die Knie sind etwas angezogen, deine Fußsohlen berühren einander, die Füße sind in Beckenhöhe etwa 20 cm über dem Boden. In dieser Position atmest du ebenfalls eine Sequenz.
- ○ Danach drehst du dich auf deine rechte Seite und atmest in Fötushaltung wiederum eine Sequenz, anschließend auf dem Bauch liegend noch eine, wobei du eine enge Verbindung zwischen deinem Nabel und dem Untergrund herstellst.
- ○ Aus der Bauchlage gehst du nun langsam in die Hocke, wobei deine Stirn und deine Handflächen den Boden berühren – du nimmst also die sogenannte orientalische Gebetshaltung ein. Dann entspannst du dich zunächst völlig und nimmst dir ausreichend Zeit, bevor du auch in dieser Haltung eine Sequenz atmest.
- ○ Die nächste Sequenz atmest du dann auf deinen Fersen sitzend. Dabei hältst du dein Rückgrat aufrecht, deine Hände liegen entspannt in deinem Schoß.
- ○ Anschließend atmest du stehend in der »Grundposition« (Übung 1 a des sechsten Kapitels), und schließlich noch eine Sequenz im Gehen, wobei du dich sehr langsam und bewußt bewegst und gehend ein Quadrat abschreitest. Du kannst dir das Quadrat zuvor durch Linien oder Gegenstände markieren. Achte darauf, daß deine Fußsohlen guten Bodenkontakt haben, und bewege dich im Uhrzeigersinn.

---

* Diese Übungsreihe findest du auf der Übungskassette »*Chakra-Atmen*« zu diesem Buch, ebenfalls im Verlag PETER ERD

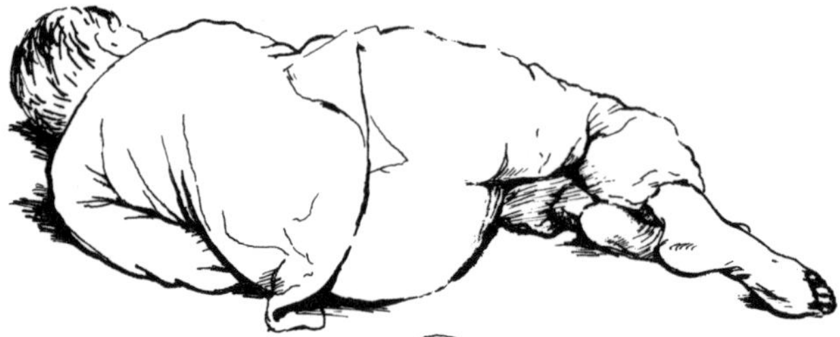

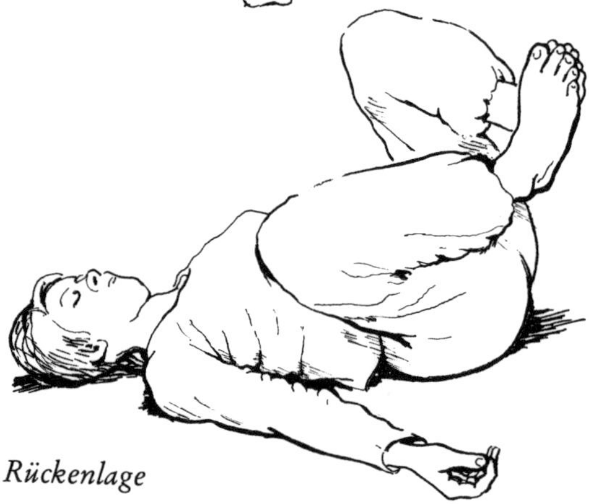

Rückenlage

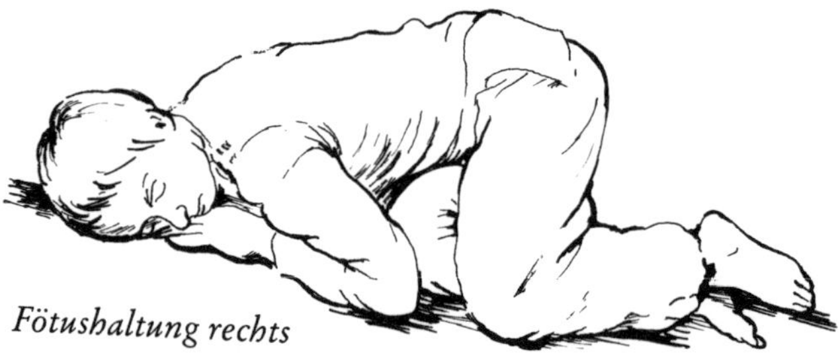

Fötushaltung rechts

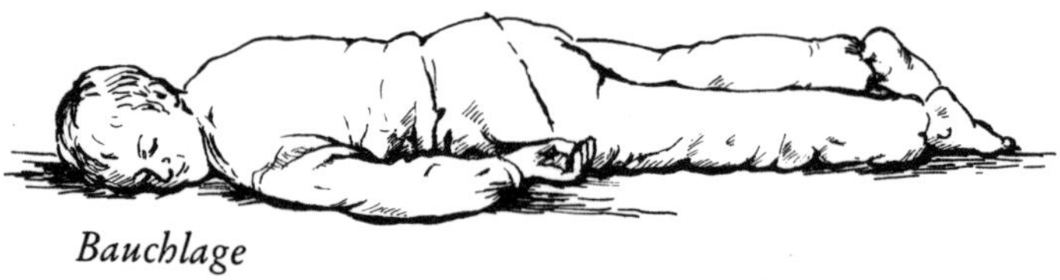

Bauchlage

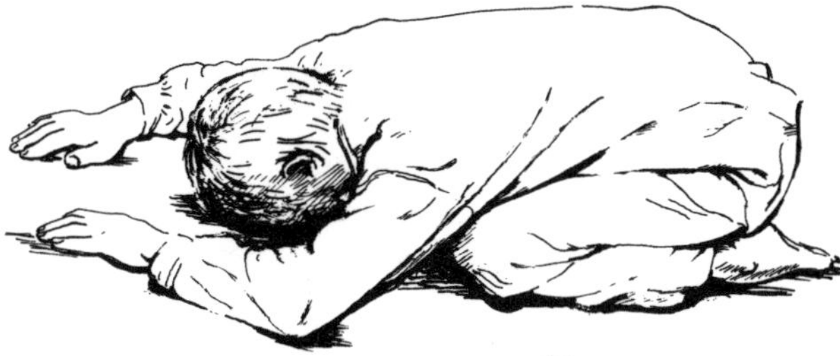

Orientalische Gebetshaltung

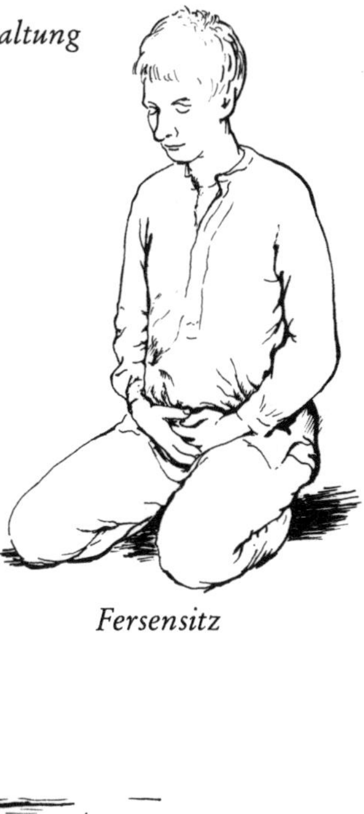

Fersensitz

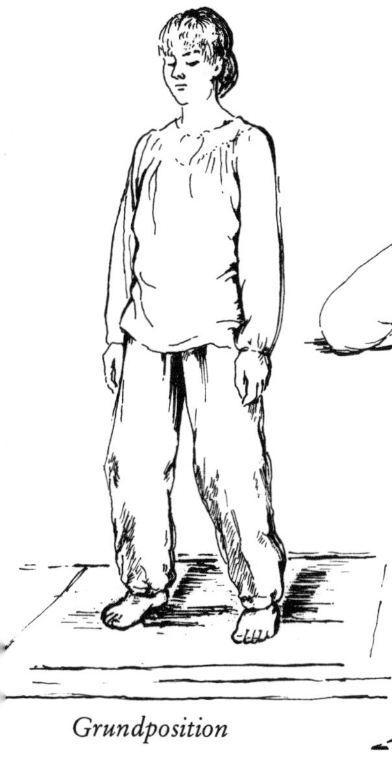

Grundposition

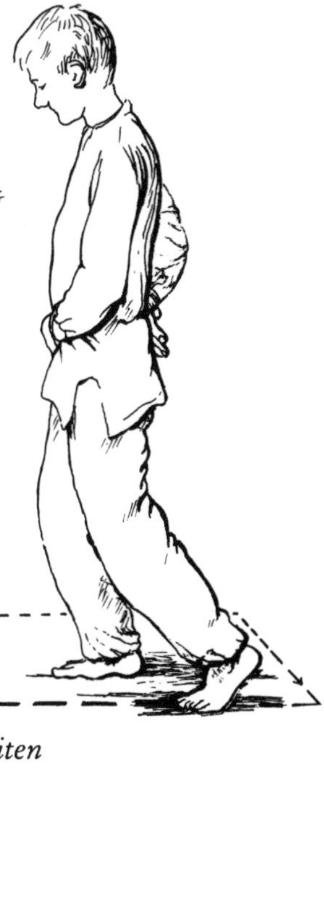

Quadrat abschreiten

Die beiden letzten Übungsteile helfen dir, dich während des Atmens zu erden. Das Quadrat ist Form-Symbol des ersten Chakras beziehungsweise Energiezentrums und gleichermaßen des Elementes Erde.

Wenn du diese Übung beendet hast, nimmt, wenn möglich, eine Dusche, trinke einige Schluck Wasser, und gönne dir ausreichend Zeit, bevor du dich anderen Aktivitäten zuwendest.

Mund- und Nasenatmung

Wir haben zwei Möglichkeiten, Atemluft in unsere Lungen aufzunehmen: die Mund- und die Nasenatmung. Beide Wege erscheinen bei oberflächlicher Betrachtung gleichwertig, einfach deshalb weil es beide gibt. Es bestehen jedoch große Unterschiede hinsichtlich der Aufnahme von Atemenergie durch unseren Körper, wenn wir durch die Nase oder durch den Mund atmen.

So kannst du den Unterschied zwischen Mund- und Nasenatmung für dich erfahren (10):

○ Atme zuerst ganz bewußt zehn lange Atemzüge durch den Mund. Und dann, nach einer kurzen Pause, atme zehnmal langsam und aufmerksam durch die Nase.

Für mich persönlich hat die Nasenatmung mehr »Form« als die Mundatmung. Durch die Nase atmend kann ich klarer bestimmen, in welchen Teil meines Körpers ich atmen möchte, ob zum Beispiel tief in das Becken hinunter oder in den Solar-Plexus-Bereich. Auch ist für mich die Nasenatmung notwendig, damit ich aufmerksam und bewußt bleibe. Was ist deine Erfahrung? Worin unterscheidet sich deine von der meinen?

Notwendig wird die Mundatmung meist bei großer körperlicher Anstrengung, beim Sport oder bei schwerer Arbeit. Ihre Energie ist nach unten in den Körper gerichtet. Sie wirkt über das Zwerchfell intensiv auf die Eingeweide und stimuliert deshalb latente Emotionen leichter als die Nasenatmung. (Manche Formen der Körpertherapie, zum Beispiel die Bioenergetik oder die Neo-Reicharbeit, nutzen deshalb gezielt diese Form der Atmung, um einem Klienten das Ausdrükken zurückgehaltener Emotionen zu erleichtern.)

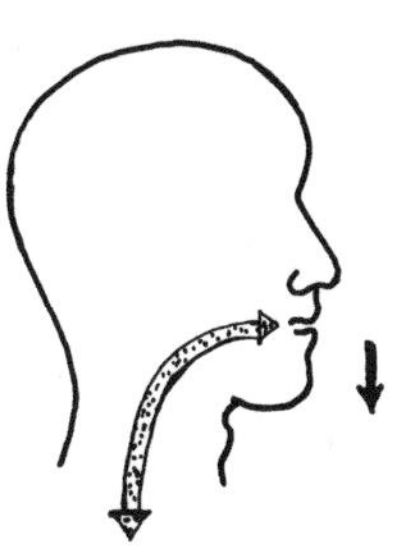

Mundatmung

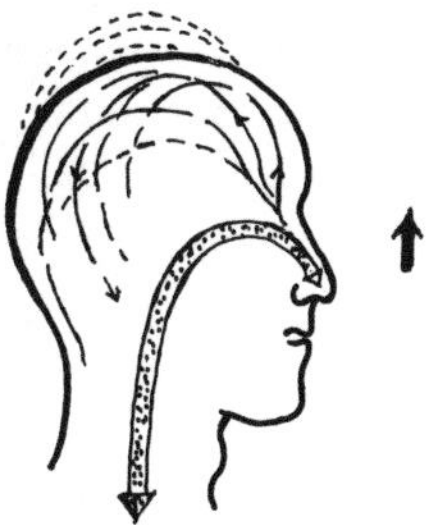

Nasenatmung

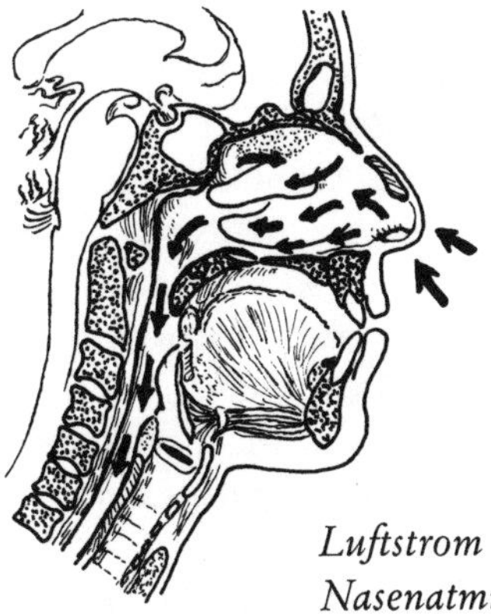

Luftstrom bei Nasenatmung

Die meisten Fachleute, die sich mit Fragen der Atmung befassen, sehen die Mundatmung eher als nachteilig an. So etwa erklärt die bekannte Atemtherapeutin Ilse Middendorf: »Durch den Mund gibt man seine besten Kräfte aus, durch die Nase gewinnt man eher wieder neue.« Yogi Ramacharaka bezeichnet die Mundatmung als eine Art Zivilisationskrankheit und verweist darauf, daß diese Form der

Atmung leicht zu Erkrankungen der Atemorgane und -wege führt, da bei Mundatmung die Luft kalt, unangefeuchtet und ungereinigt von Staubteilchen, Schadstoffen und Bakterien in die Lunge gelangt. Doch selbst wenn wir uns die Mundatmung angewöhnt haben, so atmen wir zumeist dennoch intuitiv wechselweise durch Nase und Mund, denn eine ausschließliche Mundatmung wird im allgemeinen nach einer gewissen Zeit unangenehm.

Damit du das für dich selbst erfahren kannst, schlage ich dir vor, eine Minute lang ganz bewußt ausschließlich durch den Mund zu atmen. Was hast du dabei wahrgenommen? – Ich selbst bekomme bei anhaltender Mundatmung nach etwa dreißig Sekunden einen trockenen Mund und einen rauhen Hals und verspüre das Bedürfnis, Flüssigkeit zu mir zu nehmen.

Unsere Nase nun ist ein sehr empfindliches Organ. Die Nerven der Nasenschleimhaut ermöglichen es uns, auf schädliche oder unangenehme Substanzen in der Atemluft spontan zu reagieren. Unser Naseninnenraum ist ein geräumiges Gebilde mit vielen Kammern und Höhlen. Führen wir uns das vor Augen, dann verstehen wir eher die vorangegangenen Aussagen. Aus Erfahrung wissen wir, daß unser Atem stockt, wenn unsere Atemluft mit Rauch, Abgasen oder beißenden Dämpfen angereichert ist. Andere Reizstoffe, etwa Staub und Pollen, lösen mitunter bereits in winzigen Mengen einen plötzlichen Abwehrreflex unseres gesamten Atemapparats aus: das Niesen. Wenn wir niesen, stößt unser Organismus Fremdstoffe in einer spontanen Eruption durch die Nase von sich, ohne daß wir das kontrollieren könnten. Bei Mundatmung dagegen kann dieser Abwehrreflex nicht ohne weiteres einsetzen.

Ganz anders ist es, wenn wir Wohlgerüche in uns aufnehmen, etwa den Duft von Blüten, das veranlaßt unsere Nasenflügel, sich zu weiten. Wohlgerüche, bestimmte Essenzen, Harze und andere Duftstoffe sind Träger von Prana. Sie beeinflussen deshalb unser körperliches und seelisches Befinden nachhaltig. Daher finden z. B. die in Blüten enthaltenen Aromastoffe in Heilbehandlungen – etwa der Aroma-Therapie – Anwendung. Gerade pflanzliche Essenzen sind so wirkungsvoll, daß viele angesehene Therapeuten sie in Verbindung mit anderen Therapieformen einsetzen. Von Blumendüften und anderen durch die Nase aufgenommenen Substanzen, beispielsweise Drogen, ätherischen Ölen oder den Dämpfen synthetischer Bindemittel, wissen wir, daß sie innerhalb weniger Augenblicke im ganzen Körper wirksam werden.

Wie ist das möglich? Solche Duftstoffe und Substanzen wirken auf die Nervenenden in der Nasenschleimhaut ein und gleichzeitig auch auf zwei wichtige Leitkanäle für Pranaenergie. Der Energieleiter, der im linken Nasenflügel seinen Ausgang nimmt, heißt in den alten Yoga-Schriften *Ida,* der im rechten Nasenflügel beginnende *Pingala.* Beide verlaufen rechts und links der Wirbelsäule bis hinunter zum Wurzel-Chakra, einem zwischen Anus und den Geschlechtsorganen gelegenen Energiezentrum. Ein dritter Energieleiter, im Sanskrit als *Suchumna* bezeichnet, hat im Wurzel-Chakra seinen Ursprung und verläuft im Rückenmark bis hoch in das Scheitel-Chakra. (Mehr über die Chakras in Kapitel 4.) Ida, Pingala und Suchumna sind die drei wichtigsten Energieleiter oder *Nadis,* wie sie von den Yogis genannt werden. In den Schriften des Kundalini-Yoga wird beschrieben, daß unser Körper von einem dichten Netz von 72 000 Nadis durchzogen ist, andere Texte sprechensogar von 350 000. Die Nadis sind mit Ida und Pingala etwa so verbunden wie unser Nervensystem mit den Hauptnervenbahnen.

Wenn wir nun annehmen, daß in diesem Leitsystem Pranaenergie mit der Geschwindigkeit von Nervenreizen weitergeleitet wird, so wird uns verständlicher, warum sie sich so rasch im gesamten Organismus verbreitet. Nicht zuletzt daher bezeichnet etwa André van Lysebeth unsere Nase als »pranische Antenne«. Der einschlägigen Literatur ist zu entnehmen, daß die Nadis ein eigenes System feinstofflicher Leitkanäle darstellen, das so subtil ist, daß es sich mit den derzeit verfügbaren wissenschaftlichen Untersuchungsmethoden nicht nachweisen läßt. Dabei ist es weder identisch mit unserem Nervensystem noch mit dem System der Meridiane, mit dem die Akupunktur arbeitet. Die feinsten Verzweigungen der Nadis erreichen jede einzelne Zelle, weshalb die zuvor genannten Zahlen wohl eher als symbolisch anzusehen sind und nur stellvertretend für eine Anzahl stehen, die einfach nicht zu beziffern ist.

Unser Wissen über die Nadis verdanken wir den indischen Rishis (Sehern), die den Verlauf dieser »Kanäle« durch Beobachtung des inneren Energieflusses während ihrer spirituellen Übungen intuitiv wahrnehmen konnten. Wissenschaftlich erhärtet ist die Lehre der Rishis bisher nicht, doch im praktischen Umgang mit dem Atem gibt sie uns einleuchtende Erklärungen für die rasche Verteilung von Prana in unserem Körper und den besonderen Wert, den die Nasenatmung dabei hat.

Der Naseninnenraum ist wesentlich größer als die Mundhöhle. Seine einzelnen Kammern sind so angelegt, daß der Luftstrom dort hingelenkt wird, wo die Nervenenden und die Nadis besonders dicht konzentriert sind. Sobald er zu den empfindlichen Riechlappen gelangt, die direkt mit dem Gehirn in Verbindung stehen, wird der Luftstrom verlangsamt und in umgekehrter Richtung an ihnen vorbeigeführt.

Damit du nach all diesen Informationen wieder in Kontakt mit deiner eigenen Erfahrung kommst, schlage ich dir einige Übungen vor, die dir helfen werden, bewußter durch die Nase zu atmen (11):

- Mache dir ein Bild von dem Innenraum deiner Nase. Sobald du ein deutliches Vorstellungsbild hast, läßt du den Atem durch die Nasenflügel langsam ein- und ausströmen; dabei richtest du deine ganze Aufmerksamkeit auf den Naseninnenraum. Wie groß ist er? Ist die eingeatmete Luft angenehm warm oder kalt? Welche Gerüche nimmst du wahr?
- Rümpfe deine Nase, und führe mit ihr alle Bewegungen aus, die dir ohne Zuhilfenahme deiner Hände möglich sind. Richte danach wiederum deine ganze Aufmerksamkeit auf den Atemstrom in deinem Naseninnenraum.
- Massiere und knete deine Nase; beklopfe den Nasenrücken und deine Stirn mit den Fingerspitzen. Beobachte nun erneut den Atemstrom. Was nimmst du wahr?
- Atme jetzt einige Male durch das linke Nasenloch, und dann eben-

sooft durch das rechte Nasenloch. Während du durch das linke Nasenloch atmest, verschließe das rechte mit dem Daumen der rechten Hand, wenn du durch das rechte atmest, verschließe das linke Nasenloch mit dem Ringfinger der rechten Hand. Bemerkst du einen Unterschied? Im allgemeinen sind beide Nasengänge nicht in gleichem Maße durchlässig.

○ Richte dein Bewußtsein auf den höchsten Punkt deiner Nasenhöhle. Weite deine Nüstern, und atme kurz und schnüffelnd dorthin.
○ Atme nun abschließend sehr langsam eine Sequenz in diesen höchsten Punkt.

Was hast du beim Atmen hoch in die Nasenhöhle wahrgenommen? Ist dir das Atmen dorthin leicht- oder schwergefallen?

Die Rolle des Bewußtseins

Wenn wir während des Atmens unser Bewußtsein auf den Atemvorgang richten, so erhöht sich die Aufnahme von Prana unmittelbar, weshalb selbst wenige Minuten, die wir pro Tag bewußt atmen, weitreichende Wirkungen haben. Dies gilt selbst für Menschen, die gerade erst begonnen haben, ihren Atem zu üben.

Mag dein Atmen zum gegenwärtigen Zeitpunkt auch noch so »unbeholfen« und »zaghaft« sein, dein Bewußtsein, das du auf deine entspannte Atembewegung richtest, vermag wahre Wunder zu wirken. Es erhöht die Aufnahme von Pranaenergie außerordentlich, solange du vermeidest, mit deinem Atem gewalttätig umzugehen. Unsere »unbewußte Alltagsatmung« führt dagegen unserem Organismus ungleich weniger Pranaenergie zu. Sie versorgt ihn gerade mit dem notwendigen Minimum.

Immer wieder wirst du in diesem Buch Hinweise auf die Bedeutung der »Bewußtheit« für die Wirksamkeit des Atmens finden. Ich möchte daher im folgenden näher darauf eingehen, was ich hier unter *Bewußtheit* verstehe.

Zunächst einmal müssen wir zwei Begriffe auseinanderhalten, und zwar *Konzentration* und *Bewußtheit*. Beide werden mitunter unscharf gebraucht. Unter *Konzentration* verstehe ich zweckgerichtetes Sammeln von Gedankenenergie, die dazu dient, ein bestimmtes, fest umrissenes Ziel möglichst rationell zu erreichen. Ein solches Ziel wäre eine Examensaufgabe, die es innerhalb einer bestimmten Zeit sachlich richtig zu lösen gilt. Konzentration ist deshalb immer mit einem »Ich will« verbunden, in vielen Fällen auch mit Anspannung, Anstrengung oder sogar Angst, besonders dann, wenn hinter dem »Ich will es schaffen« eigentlich ein »Ich muß es schaffen« steht. Sobald wir uns mit unserer ganzen Kraft auf das Erreichen eines Zieles »konzentrieren«, dieses Ziel also unbedingt erreichen müssen oder wollen, verspannen wir uns. Das wirkt sich, wie jeder leicht erfahren kann, behindernd und einengend auf unseren Atem aus.

Bewußtheit indessen ist in meinem Verständnis von keinem spezifischen Wollen bestimmt und daher auch nicht auf die Erreichung eines eng umrissenen Zieles gerichtet. Bewußtheit erwächst vielmehr aus der Wahrnehmung dessen, was *ist*. Bewußtheit ist akzeptierendes und entspanntes Gegenwärtigsein. Dieser Zustand ist daher selbstgenügsam, gibt uns Ruhe und bringt uns in Kontakt mit unserem Zentrum. Qualitäten unserer Bewußtheit sind dabei: Gelassenheit, Annehmen, Geschehenlassen, Akzeptieren.

Wenn wir die Kraft des Gewahrseins in uns durch Stille, Kontemplation und Meditation stärken, dann entdecken wir, daß wir sie auf jeden Punkt innerhalb oder außerhalb unseres Körpers richten können. Verbinden wir sie mit unserem Atem, so steht uns eine Kraftquelle zur Verfügung, deren Möglichkeiten unsere Vorstellung bei weitem übersteigen. Sicherlich steht am Anfang jeder Sitzung immer der Entschluß: Jetzt möchte ich atmen. Doch ist da der feine Unterschied zwischen »Ich will dorthin atmen« und »Ich mache mich weit und lasse den Atem dorthin gelangen«.

Mit diesen zwei Übungen kannst du den Unterschied zwischen den beiden Einstellungen »Ich will atmen« *und* »Ich öffne mich dem Atem« *für dich herausfinden (12):*

- ○ Lenke deinen Atem in deinen Bauch, und gib dir dabei den »Befehl«: »Ich will in den Bauch atmen.«
- ○ Überlasse dich vollkommen deinem Atem, und gestatte ihm, deinen Bauchraum auszufüllen.

Welche Erfahrung hast du gemacht? Für diejenigen, denen es schwergefallen ist, sich weit zu machen, um den Atem einfach hereinströmen zu lassen, habe ich im Kapitel »Übungen zum Ausstrahlungsbereich des vierten Energiezentrums« Übungen zusammengestellt, die es ihnen erleichtern werden, sich dem Atem zu öffnen.

Atmen bei offenen oder geschlossenen Augen

Oft werde ich gefragt, was besser sei, mit offenen oder geschlossenen Augen zu atmen. Ich habe darauf keine eindeutige Antwort, denn beides ist gut; es kommt allein auf dich selbst an, was du bevorzugst.

Der Vorteil des Atmens bei geschlossenen Augen besteht darin, daß wir von optischen Reizen, die uns ablenken könnten, unbehelligt bleiben. – Unwillkürlich schließen übrigens die meisten Menschen nach kurzer Zeit ihre Augen, wenn sie bewußt atmen. Sie gehen nach *innen.*

Nachteilig kann es sein, wenn wir dann von inneren Bildern und von Gedanken bedrängt werden, die uns vom Atmen ablenken. Dem können wir dadurch begegnen, daß wir uns einen Gegenstand der Aufmerksamkeit wählen, wie zum Beispiel das »Bild der Welle«. Wenn du mit geschlossenen Augen den Kontakt mit deinem Atem leicht verlierst, schlage ich dir vor, mit leicht geöffneten Augen zu atmen. Du schaust dabei entspannt auf einen Gegenstand, der sich in deinem Blickfeld befindet, und hältst auf diese Weise Kontakt mit der äußeren Wirklichkeit. Du schaust allerdings nicht »aktiv« fixierend, sondern *passiv.* Mit »passiv« meine ich, daß du deine Augen ausruhen läßt und sie davon entlastest, etwas zu fixieren oder zu erforschen.

Körperhaltung

Eine weitere Frage, die mir oft gestellt wird, ist: Welche Körperhaltung ermöglicht bewußtes Atmen am besten, eine liegende oder eine aufrechte? Hier habe ich eine eindeutige Antwort. Bevor ich sie gebe, schlage ich dir vor, eine Sequenz im Sitzen und anschließend eine im Liegen zu atmen. Welche Unterschiede hast du wahrgenommen? In welcher Position hast du gesessen (aufrecht, gebeugt, angelehnt) beziehungsweise gelegen (auf dem Bauch, auf dem Rücken, in Seitenlage)? In welcher Haltung ist es dir leichter gefallen, dich körperlich zu entspannen und deine Aufmerksamkeit auf den Atemvorgang zu richten?

An mir selbst habe ich immer wieder festgestellt, daß ich bewußter atme, wenn ich aufrecht sitze. Viele der Menschen, die ich in Gruppen- und Einzelsitzungen betreue, bestätigen meine Beobachtung. Andererseits denken aber viele Menschen über die Alternative »Sitzen oder Liegen« gar nicht erst nach. Sie wählen von vornherein eine liegende Position, weil sie sich so leichter entspannen können. Das ist vielfach auf die in den westlichen Ländern verbreiteten Rückgratschäden zurückzuführen, die ein längeres Aufrechtsitzen mühsam machen. Obwohl ich einer aufrechten Haltung beim Atmen den Vorrang gebe, lasse ich doch häufig auch in liegender Position atmen. Das hat, abgesehen von dem eben erwähnten, viele individuell bedingte Gründe. Wer Rückgratprobleme hat oder geschwächt ist, sollte natürlich die für ihn bequemste Haltung wählen.

Die tiefere Begründung für eine aufrechte Haltung beim Atmen und Meditieren liegt nach den Lehren des Yoga in kosmischen Gesetzmäßigkeiten. Sie spiegeln sich in den sieben Energiezentren (Chakras) unseres Körpers wieder. Im einzelnen werde ich später im Kapitel über Chakras darauf eingehen, an dieser Stelle soll jedoch schon verraten werden, daß erst die aufrechte Haltung beim Atmen das ungehinderte Aufsteigen von Lebensenergie in der Suchumna ermöglicht. Diesen wichtigsten Energieleiter für Prana, der in der Mitte der Wirbelsäule verläuft, haben wir ja bereits kennengelernt.

Nun aber zum praktischen Üben. Die klassische Haltung, die beim

Meditieren und Yoga-Atmen eingenommen wird, ist der Lotussitz. Diese Position bereitet den meisten Menschen in unserem Kulturkreis jedoch erhebliche Schwierigkeiten und lenkt daher deren Aufmerksamkeit von der eigentlichen Übung ab. Ich schlage dir deshalb vor, wenn du übst, im Schneidersitz auf einem Meditationsbänkchen oder auf einem festen Sitzkissen sitzend oder kniend eine aufrechte Haltung einzunehmen. Willst du jedoch auf einem Stuhl sitzend atmen, so lehne dich, wenn du kannst, nicht an, halte deinen Kopf aufrecht und arrangiere deine Knie so, daß sie ein wenig tiefer liegen als dein Becken. Setze deine Füße voll auf den Boden, und wähle eine Haltung, die du während der ganzen Dauer deiner Atemübung bequem beibehalten kannst.

Es gibt eine erstaunliche Methode, mit der du die für dich optimale aufrechte Haltung finden kannst. Stell dir vor, du sitzt in weichem Sand und bewegst dein Becken so, daß du dabei eine Vertiefung in den Sand drückst, in der du noch angenehmer sitzt und einen vollständigen Kontakt zum Boden herstellst. Führe nun genau diese Bewegung auf deiner Sitzunterlage aus. Achte jedoch darauf, daß du dein Becken aufrecht hältst – das heißt, weder nach vorne noch nach hinten kippst –, und richte dann vom Lendenwirbel ausgehend nach oben fortschreitend Wirbel für Wirbel darüber auf.

Sobald du dein Rückgrat in eine aufrechte und entspannte Haltung gebracht hast, bringe auch deinen Kopf durch leichte Pendelbewegungen in eine entspannte, aufrechte Position. Hebe nun deine Schultern an, und lasse sie anschließend locker nach unten sacken, wiederhole diesen Teil der Übung so oft, bis du das Gefühl hast, jetzt sind meine Schultern entspannt. Zum Schluß lege deine Hände locker auf die Knie.

Solltest du – aus welchen Gründen auch immer – den Wunsch haben, im Liegen zu atmen, so empfehle ich dir entweder die Seiten- beziehungsweise Fötuslage oder die Bauchlage (siehe Abbildungen Seite 46). Wenn du jedoch auf dem Rücken liegend atmen möchtest, so rate ich dir, die Beine soweit anzuziehen, daß deine Fußsohlen guten Bodenkontakt haben, denn so ist es für dich leichter, bewußt deinen Atem zu beobachten.

Die folgenden drei Übungen kräftigen und entspannen deinen Rücken und deine Wirbelsäule und wirken zugleich belebend und aktivierend.

Tief hinunter in den Rücken atmen (13 a):

- ○ Nimm sitzend eine aufrechte Haltung ein, und klopfe soweit erreichbar deinen Rücken mit beiden Fäusten ab. Lege anschließend deine Handflächen auf den unteren Rücken und stelle guten Kontakt zwischen Rücken und Handflächen her. Sende nun deinen Aus-Atem in die Rückenpartie, auf die du deine Hände aufgelegt hast. Atme so eine Sequenz.

Die Wirbelsäule mit Atem füllen (13 b):

- ○ Wähle eine elastische, aber nicht zu weiche Unterlage. Lege dich nun auf den Rücken, bewege deine Knie zum Körper hin, und umfasse sie mit den Händen. Bringe dann deinen Körper in eine vorwärts- und rückwärtsschaukelnde Bewegung, und aktiviere so deine gesamte Wirbelsäule.
- ○ Verharre in der beschriebenen Position, und schaukle einige Male von rechts nach links.
- ○ Bleibe in der Rückenlage, und stelle deine Beine auf. Verschränke dabei deine Hände im Nacken. Hebe nun deinen Kopf vier- bis achtmal vom Boden, und lasse ihn wieder sinken.
- ○ Wenn du diese vorbereitenden Übungen ausgeführt hast, nimm eine aufrechte Sitzhaltung ein, und ertaste mit einer Hand das untere Ende deiner Wirbelsäule.
- ○ Beginne dann zu atmen, und stelle dir dabei vor, daß sich deine Wirbelsäule vom Steißbein ausgehend Wirbel für Wirbel mit deinem Atem anfüllt.
- ○ Atme ruhig und entspannt ein bis zwei Sequenzen.

Wohltuende Wärme (13 c):

- ○ Richte deine Aufmerksamkeit erneut auf das untere Ende deiner

Wirbelsäule, und stelle dir dabei vor, daß es dort angenehm warm wird. Laß die Wärme dann bei jedem Einatmen in deiner Wirbelsäule weiter aufsteigen. Vergegenwärtige dir dabei wieder das Bild des »Großen Atemkreises« (Abbildung Seite 39, Übung 7b dieses Kapitels) und atme wie dort beschrieben.

Sanft und entspannt atmen

Je sanfter und entspannter wir atmen, desto mehr Prana nehmen wir auf. In meiner Arbeit mit Menschen habe ich immer wieder erlebt, welche Wunder die entspannte Hingabe an den Atem bewirken kann. Schon oft haben mir Atemschüler bestätigt, daß bereits wenige Minuten entspannten Atmens, ja nur einige sanfte Atemzüge, die den Ausklang einer Atemsitzung bildeten, tagelang positiv nachgewirkt haben.

Sanftheit und Entspanntheit des Atems sind für mich – neben bewußte Präsenz – die wichtigsten Voraussetzungen für seine heilsame Wirkung.

Mit folgenden Übungen wird deine Atmung im Laufe der Zeit immer sanfter und entspannter werden (14):

○ Experimentiere mit deinem Atem. Atme jeweils eine Atemsequenz:
- schnell und dann langsam,
- tief und dann flach,
- unrhythmisch und dann rhythmisch,
- heftig und dann ruhig.

Lege zwischen den einzelnen Übungsschritten, falls nötig, ausreichend lange Pausen ein. – Welche Erfahrungen hast du gemacht? In welchem Übungsabschnitt bist du einem sanften Atem am nächsten gekommen?

○ Wiederhole nun den Teil der vorstehenden Übung, der deinen Atem am deutlichsten spürbar entspannt hat. Seufze zuvor einige Male, und lege deine Hände auf den Körperbereich, in den du dann atmen möchtest.

Der befreite Atem

In diesem Kapitel haben wir den fließenden, kreisenden Atem kennengelernt. Außerden haben wir erfahren, wie wichtig Rhythmus, Bewußtheit und Entspannung für die Entfaltung unseres Atempotentials sind.

Gelegentlich geschieht es während einer Atemübung, daß all diese Elemente in wunderbarer Weise miteinander verschmelzen. Dann wird es buchstäblich licht im Raum. In solchen seltenen Augenblicken wird unser Atem für Sekunden oder Minuten, manchmal sogar für einen noch längeren Zeitraum völlig frei. In diesen Momenten sind wir eins mit unserem Atem: Wir atmen, und wir werden geatmet. Dieser Zustand ist häufig von starken Glücksgefühlen begleitet.

Wer einen solchen Augenblick erlebt, dessen Atem strömt aus dem Becken heraus in einer Welle sanft hinauf in die Brust; dabei weitet der Atem die Flanken und berührt auch die »Innenseite« unseres Rückens. Es scheint uns dann, als reiche der Atem von den Fußsohlen bis hinauf zu unserem Scheitel.

> Wir können außer regelmäßig entspannt atmen nichts tun, um diesen Zustand zu erreichen. Wir können ihn nur, wenn er da ist, dankbar annehmen.

3

Der Energiekörper – unsere feinstoffliche Hülle

Die Aura

Unser Körper ist von einer feinstofflichen Hülle, der sogenannten *Aura,* umgeben. Die Existenz der Aura ist sehr vielen Menschen in unserem Kulturkreis unbekannt. Doch hat in den vergangenen Jahren die Zahl derer zugenommen, die im Zusammenhang mit der Anwendung sanfter Heilverfahren wie Akupunktur, Heilmassage, Atmen die Bedeutung der menschlichen Aura erkannt haben und dieser Erkenntnis Rechnung tragen.

Welche Qualitäten werden unserer Aura zugeschrieben? Wie steht sie mit unserem grobstofflichen Körper in Verbindung? Und welchen Platz nimmt unser Atem in diesem Wechselspiel ein?

Viele Kulturen überliefern Wissen um die Bedeutung der Aura. So gibt es etwa in etlichen sogenannten »primitiven« Völkern Heiler und Schamanen, die die Aura eines Menschen sehen können. Aber wir brauchen uns gar nicht in exotische Fernen begeben, um eine Vorstellung von den realen Wirkungen der menschlichen Aura zu gewinnen. Wir haben nämlich selbst ununterbrochen Aura-Wahrnehmungen, auch wenn wir uns dessen nicht bewußt sind.

Aura-Wahrnehmungen sind für uns sogar eine äußerst wichtige Orientierunghilfe im Umgang mit anderen Menschen. »Signale« der menschlichen Aura können uns beispielsweise veranlassen, spontan auf jemanden zuzugehen, obwohl wir ihn noch gar nicht kennen. Umgekehrt kann uns die »Ausstrahlung« eines Menschen zur Vorsicht mahnen. Wir haben dann bei der Begegnung mit ihm ein vages Gefühl, das uns sagt: Aufgepaßt, da stimmt etwas nicht! Ich muß betonen, daß ich hier nicht »optische«, sondern »atmosphärische« Botschaften meine, die in vielen Fällen mit den optischen in Widerspruch stehen können. So kann uns ein Mensch nach außen hin freundlich begegnen, während ein Gefühl uns sagt: Vorsicht, dem ist nicht zu trauen.

Für die Wahrnehmungsorgane, mit denen wir Aura-Informationen aufnehmen, haben wir keine Namen. Wahrscheinlich ist, daß unsere Aura selbst das Wahrnehmungsorgan ist, durch das wir die Signale empfangen. Aura-Signale sind jedoch, da subtilen Ursprungs, naturgemäß »unscharf« und bei weitem nicht von der eindeutigen Qualität wie zum Beispiel die optischen oder akustischen Signale der sinnlich-grobstofflichen Ebene. So erklären wir denn Handlungen, die auf Aura-Informationen zurückgehen, oft vage mit Aussagen wie: Mein Gefühl oder mein Instinkt veranlaßte mich, so zu handeln.

Wie aber haben wir uns unseren Energiekörper vorzustellen? Heiler nehmen die Aura als ein durchscheinendes, ovales Gebilde wahr, das in mehreren Lagen unseren Körper umschließt. Diese Lagen verlieren ihrer Aussage nach an Dichte, je weiter sie von der Körperoberfläche entfernt sind. In den äußeren ihrer Schichten liegen die am wenigsten materieverhafteten Seinsebenen des Menschen.

Eine Vorstellung von der Art der menschlischen Aura erhalten wir, wenn wir in die Flamme einer Kerze schauen. Dabei sehen wir, wie eine Reihe verschiedenfarbiger »Licht-Schichten« den Docht – der in unserem Vergleich für unseren grobstofflichen Körper stehen soll – umschließen. Die Gesamtheit dieser »Schichten« bildet die Flamme. Nächst dem Docht erkennen wir eine bläuliche, gasartige Schicht; sie ist von einer rauchfarbenen Hülle umgeben, die wiederum von einem schmalen, kaum wahrnehmbaren gelborangefarbenen Lichtkranz umschlossen wird. Darum herum sehen wir einen weißgelben »Lichtkörper«, den optisch bestimmenden Teil der Flamme, der an seinem äußeren Rand wiederum von einer dünnen, hell rauchfarbenen Hülle umgeben ist. Um die eigentliche Flamme schließlich erkennen wir einen Schein, der aus weit feiner-stofflichen Schichten besteht als der Flammenkörper selbst.

Das menschliche Leben wird gelegentlich mit einer Kerzenflamme verglichen, wie etwa in dem Wort »Lebenslicht« zum Ausdruck kommt. Erlischt unser »Lebenslicht« im Augenblick des Todes, so beobachten Menschen, die die Aura wahrnehmen können, daß sich der feinstoffliche Leib vom grobstofflichen Körper löst. Unsere Aura ist nicht weniger vielschichtig als die Flamme einer Kerze. Heiler und Schamanen sagen, in unserer Aura sei alles vorhanden, was unser Sein als Mensch ausmacht: feinstoffliche Entsprechungen unseres geistigen und seelischen Seins, unserer psychischen Funktionen und der physiologischen Prozesse, die unseren Organismus steuern. Unsere Aura ist offenbar ein Energiefeld, das unserem grobstofflichen Körper fest zugeordnet ist und dessen Existenz eigentlich erst ermöglicht. Mystiker aller Zeiten und Kulturen haben der feinstofflichen Ebene immer den Vorrang gegenüber der grobstofflichen eingeräumt. Für sie ist die sichtbare Schöpfung, die wir berühren, riechen, hören, schmecken und sehen können, eine Manifestation des einen Schöpfergeistes. Den Schöpfungsprozeß sehen sie als Eintauchen des Geistes in den Stoff, das heißt als einen allmählichen Verdichtungsprozeß feinstofflicher Energien zur wahrnehmbaren Materie.

Ernstzunehmende Wissenschaftler gehen heute davon aus, daß die Zellentwicklung menschlicher und tierischer Organismen durch Energiefelder gesteuert wird. Die Hypothesen des englischen Biologen Rupert Sheldrake sind hier besonders aufschlußreich. Für Sheldrake geht stoffliche Entstehung immer mit der Bildung eines feinstofflichen (morphogenetischen) Feldes einher. Darin sind unter anderem die für die Entwicklung eines Organismus wichtigen Informationen gespeichert. Während jedoch – so Sheldrake – die stofflichen Strukturen des betreffenden Organismus den strengen Gesetzen von Raum und Zeit unterworfen sind, wirkt das Formfeld über diese Grenzen hinaus. Zu den stofflichen Strukturen gehören Moleküle und Kristalle ebenso wie lebende Organismen – und sogar menschliche und tierische Verhaltensmuster. Folgt man dieser Hypothese, so steht unser Verhalten in einer Wechselbeziehung mit dem für uns jeweils bestimmenden feinstofflichen Feld. Die Qualitäten, die Sheldrake diesem morphogenetischen Feld zuschreibt, sind aber genau die, die auch der Aura nachgesagt werden. Falls sich die Annahmen des englischen Wissenschaftlers experimentell bestätigen lassen, werden sie für die künftige Erforschung der menschlichen Aura von großer Bedeutung sein. Vermutlich würde eine solche wissenschaftliche Bestätigung Disziplinen wie Medizin, Psychologie und Psychotherapie veranlassen, die bereits heute vorhandenen Kenntnisse über die Struktur und die Bedeutung der Aura mehr zu berücksichtigen.

Die wissenschaftliche Erforschung der menschlichen Aura steckt gegenwärtig noch in den Kinderschuhen. Was uns bis heute über sie bekannt ist, verdanken wir in erster Linie Heilern, Schamanen, Mystikern und Praktikern, die mit Massage, Atem- oder Naturheilmethoden arbeiten. Ihre Erkenntnisse haben sie meist durch Intuition gewonnen. Intuitiv gewonnenes Wissen ist jedoch beileibe nicht willkürlich, immerhin hilft es dem Menschen seit Jahrhunderten und Jahrtausenden, körperliche oder seelische Leiden erfolgreich zu behandeln.

So kann ich mich in den folgenden Ausführungen zwar nicht auf »objektive« wissenschaftliche Untersuchungen stützen, dafür aber auf uraltes Erfahrungswissen, dessen Gültigkeit in der Praxis immer wieder bestätigt wird. Ich biete, das sei hier betont, ein *Modell der Aura* an. Der Leser geht richtig damit um, wenn er darin nicht mehr sieht als eben ein Modell, das ihm aber wichtige Hinweise für seine Atemarbeit geben kann.

Der Vitalkörper

Die erste Hülle der Aura, die unseren Körper umgibt, wollen wir Vitalkörper nennen. Sie ist die Schicht des Energiefeldes, die unserem Körper am nächsten anliegt. Über sie haben wir die umfassendsten Kenntnisse. In ihrer hautnächsten Schicht, dem sogenannten Band, können wir den galvanischen Hautwiderstand messen. Solche Messungen werden zum Beispiel bei Anwendung der Biofeedback-Methode durchgeführt. Sie geben Aufschluß über charakteristische Veränderungen dieses Widerstandes, wie sie bei körperlicher Aktivität, im Ruhezustand, in psychischer Erregung oder bei verstärkter Gedankentätigkeit auftreten. Auch der sogenannte Lügendetektor arbeitet nach dem gleichen Prinzip. Das Band ist übrigens der Teil der Aura, den die Kirlianfotografie sichtbar macht.

Unser Vitalkörper beherbergt auch das Magnetfeld unseres Körpers, das ihn wie eine Schutzschicht umgibt und ihn gegen Temperaturschwankungen und andere physikalische Einflüsse abschirmt. Der Vitalkörper ist auch entscheidend an der Aufnahme von Pranaenergie beteiligt, denn innerhalb seines Energiefeldes können wir die Eingänge der sieben Kraftzentren (Chakras) und der Energieleiter (Nadis) annehmen.

Mit dem Vitalkörper bist du vielleicht schon bei den Atemübungen des vorangegangenen Kapitels in Berührung gekommen. Den Vitalkörper konntest du eventuell wahrnehmen als eine Art Kraftfeld um den ganzen Körper und die einzelnen Gliedmaßen, da ihm durch bewußtes Atmen verstärkt Energie zugeführt wird.

Der emotionale Körper

Die zweite subtile Lage der Aura reflektiert unsere emotionalen Befindlichkeiten und unser sinnen- und emotionsgebundenes Denken. In der englischsprachigen Literatur wird der emotionale Körper auch als »desire-body« (Begierdenkörper) bezeichnet.

Der amerikanische Heiler und Aura-Diagnostiker Jack Schwarz beschreibt den emotionalen Körper des Menschen als ein energetisches Feld in vielfältigem Farbenspiel, in dem die Farben je nach Gemütszustand eines Menschen wechseln. Dieser Heiler erwähnt, daß er in einem Fall innerhalb der emotionalen Aura eines Klienten mehr als sechzig Farben gleichzeitig hat wahrnehmen können. Über die Bedeutung unseres emotionalen Energiefeldes schreibt er: »In der emotionalen Aura spielen sich ständig eine Vielzahl von Veränderungen ab; denn wir werden, auch wenn wir uns dessen nicht bewußt sind, ununterbrochen von äußeren und inneren Reizen bombardiert, die im Körper chemische Veränderungen hervorrufen. So hat beispielsweise auch die Hormonausschüttung ihre Ursache in emotionalen Reizen; denn Emotionen sind in Bewegung befindliche Energie.« Nicht zufällig leitet sich das Wort »Emotion« von dem lateinischen Verb movere ab, was soviel bedeutet wie »in Bewegung versetzen«.

Seine Beschreibung des emotionalen Körpers verdeutlicht, daß zwischen den physiologischen Vorgängen in unserem Körper und dem emotionalen Feld unserer Aura enge Wechselwirkungen bestehen. Das »Medium«, das unseren Organismus mit den verschiedenen Aurahüllen verbindet, ist der feinstoffliche Pranastrom. Unser emotionaler Körper ist außerdem, wie schon erwähnt, ein Wahrnehmungsorgan, durch das wir emotionale Befindlichkeiten, etwa die Aggressivität eines Menschen, wahrnehmen können, und zwar lange bevor uns eindeutige optische und akustische Signale erreicht haben oder es zu einem ausdrücklich aggressiven Verhalten gekommen ist. So ist zum Beispiel bekannt, daß Tiere sehr stark auf die Ausstrahlung dieser Hülle reagieren. Menschen, die Angst vor Hunden haben, werden, wie wir wissen, besonders leicht von ihnen gebissen. Ihre Aura sendet die Information aus: »Ich habe Angst.« Dies erst stimuliert den Hund zu einem aggressiven Reflex.

Emotionen sind ein Teil unserer Körperlichkeit; sie bilden ein Schutzsystem für unseren verletzlichen Körper. Die Angst vor Schmerzen etwa bewahrt unseren Körper in vielen Situationen vor Schaden. Der freie Fluß der Emotionen hat also eine positive, lebenserhaltende Funktion.

In unserer hochtechnisierten Welt mit ihren vielfältigen Zwängen ist es aber für uns nicht immer einfach, unseren Gefühlen unmittelbar Ausdruck zu verleihen. Da wir zu oft glauben, »an uns« halten zu müssen, *halten wir uns schließlich selbst an.* Der Energiefluß innerhalb unseres Körpers und unserer Aura kommt teilweise zum Erliegen, unser Wohlbefinden ist beeinträchtigt. Nehmen wir eine alltägliche Situation, die fast jeder von uns kennt: Ein Autofahrer, der auf seiner allabendlichen Heimfahrt von der Arbeit viele, ihm meist unbewußte Angstreaktionen durchlebt, muß die Reflexe, wegzulaufen oder zu kämpfen – zwei Reaktionen, die der Angstreduktion dienen –, unterdrücken. Sowohl auf der feinstofflichen wie auf der grobstofflichen Ebene kommt der Energiefluß dabei ins Stocken und die Emotionen »frieren« als nicht ausgeführte Bewegungen gleichsam im Körper ein. Das führt zu Muskelverspannungen und psychischem Dauerstreß und belastet langfristig gesehen den gesamten Organismus, der ja eine psychophysische Einheit bildet.

Manche Heiler können nun Stockungen des Energieflusses durch »Beobachtung« der feinstofflichen Hülle frühzeitig diagnostizieren. Ihnen erscheinen solche Störungen als Eintrübungen oder Flecken im emotionalen Feld. Werden sie rechtzeitig erkannt, kann in vielen Fällen verhindert werden, daß sie sich zu organischen Krankheitssymptomen entwickeln. Bewußtes Atmen ist eine außerordentlich wirkungsvolle Methode, den stockenden Energiefluß im emotionalen Feld wieder in Bewegung zu bringen und so den Ausbruch von körperlichen Leiden entweder abzuwenden oder deren Verlauf günstig zu beeinflussen.

Der Mentalkörper

Diese Aura-Hülle repräsentiert unsere intellektuelle Kapazität und Fähigkeit, problemorientiert und zielgerichtet zu denken, aber auch unser Ich-Bewußtsein, also unser Bewußtsein, daß wir als Individuen existieren.

Dieses Ich-Bewußtsein oder *Ego* sehen allerdings die Mystiker aller Kulturen als die eigentliche Ursache dafür, daß wir uns als getrennt von der Ur-Einheit wahrnehmen. Aus der empfundenen Trennung aber resultiert ihrer Ansicht nach der Zustand der *Illusion,* in dem wir uns befinden, weil wir die Welt nicht mehr in ihrer ursprünglichen Einheit sehen. Deshalb sind wir uns unseres wahren Wesens nicht bewußt, unserer ungebrochenen Verbundenheit mit der allgegenwärtigen Schöpferkraft.

Gleichzeitig verfügen wir aber auch über die Fähigkeit zu *unterscheiden.* Diese Fähigkeit gibt uns die Möglichkeit, den Zustand der »Illusion«, in dem wir uns befinden, aufzudecken und zu erkennen, wer wir wirklich sind: nämlich Teil der Ur-Einheit. Der in Holland lebende spirituelle Lehrer Karel Douven betont deshalb besonders, daß die mentale Hülle in unserer Zeit von höchster Bedeutung ist:

»Durch die Klarheit unserer Einsicht lenken wir das Niedere und öffnen uns dem Höheren...« Aber »ohne ordnendes Denkvermögen bleibt der Mensch seinen ungehemmten Emotionen ausgeliefert«.

Unser Mentalkörper sendet alle unsere Gedanken als Gedankenschwingungen in den Äther. Auf diese Weise beeinflussen wir mit unserem Denken die Wirklichkeit um uns herum. Diese formende Kraft unserer Gedanken können wir planvoll einsetzen. In welche Richtung diese Kraft wirkt, hängt davon ab, durch welche Energien unsere Gedanken vorrangig beeinflußt werden, ob durch die »gröberen« Energien unseres emotionalen oder Vitalkörpers oder die feineren Energien unseres Seelen- und Geistkörpers. All unsere Gedanken kommen auf irgendeine Art wieder zu uns zurück: kritische Gedanken als Kritik, liebevolle Gedanken als Liebe und auf Heilung gerichtete Gedanken als Heilung.

Der Seelenkörper

Diese feinstoffliche Hülle stellt die Verbindung her zwischen dem Ich, das sich in einem grobstofflichen Körper wohnend wahrnimmt (samt all seinem Denken und Fühlen, seinen körperlichen Bedürfnissen, Fähigkeiten und Fertigkeiten, Eigenschaften, Stärken und Schwächen) und dem Geistkörper, dem Organ der Inspiration und Erkenntnis. Von dieser Hülle aus werden die unteren Aura-Lagen gereinigt. Nach der Erkenntnis von Karel Douven ist es der Seelenkörper, durch den unser höheres Selbst unmittelbar auf unsere Persönlichkeit einwirkt, und auf diesem Wege werden uns erleuchtende Einsichten und Inspiration zuteil. Diese Hülle ist allerdings – so der bedeutende Yogakenner Ronald Beesly – durch die Gedankenformen der körpernäheren Aura-Schichten leicht beeinflußbar.

Der Geistkörper

Diese Aura-Schicht repräsentiert all unsere schöpferischen Kräfte, ihr verdanken wir unsere Intuition und Inspiration. Über dieses Energiefeld wirken die überpersönlichen schöpferischen Kräfte unseres Geistes auf die körpernahen Aura-Schichten ein. Unser Alltagsdenken, dessen feinstofflicher »Ort« der Mentalkörper ist, kann nicht aus eigener Kraft zu höheren Einsichten gelangen. Er ist daher auf Nahrung aus dem Bereich des Geistkörpers angewiesen. Je mehr wir durch Meditation und Atmen unser Bewußtsein und unsere Gedanken reinigen und klären, desto mehr öffnen wir uns der Energie des Geistkörpers und desto mehr wird seine Energie in uns wirksam.

Der Lichtkörper

Die äußerste Hülle unserer Aura ist reines Licht. Dieses Licht nährt sowohl alle übrigen feinstofflichen Hüllen als auch unseren grobstofflichen Körper. Die Lichthülle stellt die Verbindung zum Kosmos dar und schützt uns auf allen Ebenen unseres Sein. Wenn wir daher in einer Gefahrensituation reines Licht um uns visualisieren und um Hilfe bitten, wird uns Schutz und überraschende Hilfe zuteil.

Atem und Aura

Welche Rolle spielt nun der Atem für den Energieaustausch zwischen der Aura und unserem Körper? Meine Ausführungen hierzu stützen sich auf die einschlägige Literatur, auf meine Erfahrungen mit Klienten in Hunderten von Atemsitzungen, auf intensive Gespräche mit anderen Atemlehrern und -therapeuten und vor allem auf meine eigene langjährige Atemerfahrung.

Aura und grobstofflicher Körper sind so eng miteinander verwoben, daß sie gemeinsam einen vielschichtigen *Organismus* bilden, in dem der feinstoffliche Pranastrom unseres Atems die Verbindung herstellt.

Auch die einzelnen Hüllen unseres Energiekörpers untereinander sind eng verknüpft, grenzen sich aber doch auch wieder gegeneinander ab.

Der japanische Arzt Dr. Hiroshi Motoyama bezeichnet diese Abgrenzungen als »Membranen«, die eine uneingeschränkte Vermischung der einzelnen Auraschichten verhindern. »Das Individuum ist auf diese Membranen angewiesen, damit es im physischen Bereich angemessen ›funktionieren‹ kann. Ohne sie würde es mit Inhalten der astralen Ebene, das heißt mit Träumen, Emotionen und Erinnerungen, überflutet werden. Eine unbeabsichtigte oder gewaltsame Störung der Membranfunktionen, wie sie beispielsweise durch die Einnahme von LSD verursacht werden kann, kann zu einer Psychose führen.«

Für einen geregelten Energieaustausch zwischen den verschiedenen Aura-Hüllen sorgt der mit dem Atem aufgenommene Pranastrom. Sanftes und entspanntes Atmen scheint dabei die abgrenzende Funktion der »Membranen« nicht zu stören.

Zwischen den einzelnen Aura-Schichten bildet sich bei jedem Menschen ein für ihn charakteristisches Gleichgewicht heraus; das gleiche gilt für die Beziehung der Aura mit dem grobstofflichen Körper. Dieses Gleichgewicht ist Ausdruck unserer individuellen Entwicklung. Unsere Atemtätigkeit beeinflußt dieses Gleichgewicht. Dabei spielt es keine Rolle, ob wir bewußt oder unbewußt atmen. Sowohl unsere meist unbewußte Alltagsatmung, die je nach körperlichem und psychischem Streß im Laufe eines Tages sehr stark variieren kann, als auch jede Art bewußten Atmens haben Auswirkungen auf dieses Gleichgewicht.

Ob nun Atemübungen einen positiven oder negativen Einfluß haben, ob sie also aufbauend oder destabilisierend wirken, hängt ganz davon ab, ob wir beim Üben in uns hineinhören und die uns gesetzten Grenzen akzeptieren, oder ob wir uns zuviel zumuten und Emotionen aktivieren, denen wir im Moment nicht gewachsen sind. Wichtig ist deshalb, daß wir uns zwischen den einzelnen Übungen genügend Zeit nehmen, um in uns hochkommende Emotionen und Gedanken zu verarbeiten und zu integrieren.

Der Atemstrom macht unserem Bewußtsein Erlebnisinhalte zugänglich, die im feinstofflichen Körperumfeld »gespeichert« sind. Solche Inhalte übersteigen die Dimensionen von Raum und Zeit. Während des bewußten Atmens können daher Erinnerungen an Erlebnisse auftauchen, die schon Jahre zurückliegen, aber auch die Lösung von Problemen, die dich intensiv beschäftigen, und Gedanken und Gefühle jeder Art. Wenngleich die meisten Gedanken und Gefühle im Bereich unserer gewohnten Realitätserfahrung liegen, so können doch auch Inhalte bewußt werden, die die Grenzen unserer alltäglichen Erfahrung sprengen, so zum Beispiel Gefühle mystischer Verbundenheit mit der ganzen Schöpfung, vorgeburtliche Erfahrungen, aber auch Todeserfahrungen.

Die Breite möglicher Erfahrungen beim bewußten Atmen kannst du dir vorstellen, wenn du folgende Beispiele liest. Es sind Erfahrungen meiner Klienten, mir befreundeter Atemlehrer und solche, die ich selbst gemacht habe.

– Es kann zu einer Erweiterung der sinnlichen Wahrnehmung kommen wie etwa synästhetische Wahrnehmungen, »inneres Hören« nie zuvor gehörter Harmonien und Klänge, »innerer Bilder« und Farben von nie gesehener Schönheit können auftauchen.
– Häufig sind plötzlich detaillierte Erinnerungen an die früheste Kindheit oder die eigene Geburt da oder Erinnerungen an besondere Ereignisse unseres bisherigen Lebens, etwa Erinnerung an Unfälle, bedeutsame Begegnungen und glückhafte Begebenheiten.
– Auch überpersönliche Erfahrungen machen Menschen immer wieder beim bewußten Atmen. Dabei identifizieren sie sich mit Pflanzen, Bäumen, Tieren, fliegenden Vögeln oder mit einem der »Elemente«, etwa mit fließendem Wasser.
– Außerdem berichten Klienten von Erfahrungen verschiedener körperlicher Seinsbefindlichkeiten: von Außerkörpererfahrungen, Körperinnenerfahrungen, Gefühlen besonderer Kraft und Erdverbundenheit, der Empfindung zu schweben oder dem Eindruck, körperlich wesentlich größer zu sein, als sie in Wirklichkeit sind.
– Häufig haben Atmende während einer Sitzung auch das Gefühl, sie durchschritten ein dunkles Tal, an dessen Ende sie strahlendes Licht erwartet. Der Atemstrom nimmt negativen Gedanken und Gefüh-

len, die dabei auftauchen können, nach und nach ihr Gewicht und öffnet einem den Zugang zu seinem positiven Potential.

- Auch von Glückserfahrungen berichten Atemschüler, von Gefühlen der Freude, der Offenheit, der Erleichterung, der Weite und einer kaum je zuvor gekannten Gelassenheit und Befreiung.
- In manchen Sitzungen strömt einem eine Fülle positiver, kreativer und erhellender Gedanken zu.
- Häufig ist auch die Erfahrung, durch den Atem in einem bestimmten Teil des Körpers *ganz* zu werden, geheilt zu werden. Zuvor nimmt man meist eine Blockade in der betreffenden Körperregion wahr.
- Die Erfahrung, von Licht, Wärme und heilender Energie durchströmt zu werden, machen Atmende oft.
- Schließlich berichten Menschen aus meiner Atempraxis immer wieder von Erfahrungen der Raum- und Zeitlosigkeit und einer bis dahin nie gekannten inneren Stille.

Die beschriebenen Erfahrungen sind alle Phänomene, denen der Mensch auf dem Weg zum bewußten Atmen begegnen kann. Sie sind indessen nicht das eigentliche Ziel beim Atmen. Wenn wir Atemübungen nicht über einen bestimmten Punkt hinaus ausdehnen, treten solche Erfahrungen auch nur selten oder in abgeschwächter Form auf. Solange wir unsere Aufmerksamkeit auf unseren entspannt fließenden Atem richten, fällt es uns übrigens leichter, ungewöhnliche Erfahrungen anzunehmen, ohne ihnen allzuviel Gewicht zu geben. Nur wenn wir für längere Zeit unstrukturiert atmen und dabei unsere Grenzen mißachten, können wir von Emotionen, die in unseren körpernahen Aurahüllen freigesetzt werden, überflutet werden.

Ich werde immer wieder besonders darauf hinweisen, was sinnvollerweise beim Üben beachtet werden sollte. Hier nur soviel: jeder Atmende kann sehr genau wahrnehmen, wo seine individuellen Grenzen liegen, wenn er seinen Atem innerlich bewußt und wach beobachtet und mechanisches unbewußtes Atmen vermeidet. Im übrigen hat die Art unserer Erfahrung beim Atmen (sei es in einer Übungsreihe oder in einer Sitzung mit einem Atemlehrer) nichts zu tun mit der Qualität unserer Atmung, sondern wird allein bestimmt durch den Grad unserer Bewußtheit.

4

Atem und Bewußtsein

Die feinstofflichen Energiezentren des menschlichen Körpers

Die Lehre von den Chakras, den feinstofflichen Energie- und Bewußtseinszentren im menschlichen Körper, geht auf die jahrtausendealte Tradition des Kundalini-Yoga zurück. Übersetzt heißt das Sanskrit-Wort *Chakra* gemäß den tamilischen Urschriften »aufwärtssteigender Wirbel«.

In meiner Darstellung der sieben Energiezentren stütze ich mich in wesentlichen Teilen auf diese Kundalini-Tradition, denn aus ihr lassen sich gerade für unsere Fragestellung erhellende Einsichten gewinnen. Das Yoga behandelt ja von jeher das Zusammenspiel zwischen geistiger Seinsebene, Psyche und grobstofflichem Körper des Menschen. Und das Medium dieses Zusammenspiels ist auch wieder hier der pulsierende Pranastrom unseres Atems.

Die Chakras leiten den Hauptstrom der Pranaenergie in unseren Körper. Ihre trichterförmigen Eingänge werden auf der Vorderseite unseres Körpers lokalisiert, und zwar innerhalb der feinstofflichen Hülle, die uns umgibt. Von hier aus reichen sie in unseren Körper hinein.

Die Lehre des Yoga unterscheidet sieben Hauptchakras im Körper, wobei die Zentren der fünf unteren Chakras entlang der Wirbelsäule liegen. Von da haben sie direkte Verbindung mit den drei wichtigsten Kanälen für Pranaenergie, den Nadis Ida, Pingala und Suchumna.

Jedes Chakra steht für eine bestimmte Schwingung der Lebensenergie. Das unterste der sieben Chakras hat die niedrigste Schwingungs-

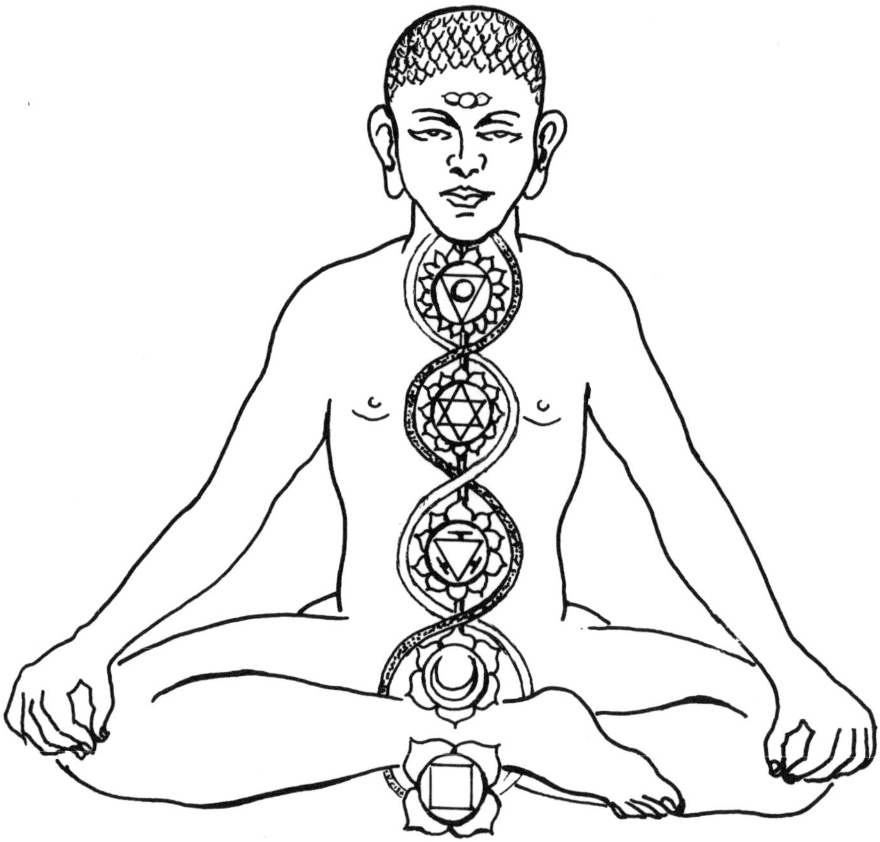

frequenz und repräsentiert das Element Erde. Von Chakra zu Chakra bis zum Scheitel aufsteigend werden ihre Schwingungen jedoch immer schneller und feiner und ihre Qualität »geistiger«.

Die Chakras befinden sich in einer ständig pulsierenden Bewegung zwischen Ruhe und Aktivität, Energieaufnahme und Energieabgabe. Der Grad ihrer Aktivität unterscheidet sich jedoch von Person zu Person beträchtlich. Ihre Aktivität wird von vielen Faktoren beeinflußt, unter anderem von der Lebensweise eines Menschen, seiner Einstellung zum Leben und seiner spirituellen Entwicklung, aber auch von äußerlichen Faktoren wie Arbeitsplatz oder Wohnumgebung. All diese Faktoren haben übrigens Einfluß darauf, welche Chakras mehr und welche weniger aktiv sind.

Untereinander sind die Chakras in einem komplexen Wechselspiel verbunden. Ihre Kräfte durchdringen sich. Im zweiten Chakra, das in der Gegend der unteren Wirbelsäule liegt, sind beispielsweise die Kräfte aller übrigen Chakras in einem bestimmten Maß auch vorhanden. Nicht zufällig sprechen wir daher von der Weisheit des Bauches. Der Bauch und Becken der Frau sind auch der Ort, an dem neues Leben heranwächst, ein neuer Körper, in dem eine Seele inkarniert.

Die Chakra-Lehre ist ein spirituelles System. Wir wollen uns deshalb zunächst mit dem Begriff *Inkarnation* befassen, um besser zu verstehen, welche Philosophie der Chakra-Lehre zugrunde liegt. Inkarnation bedeutet »Fleischwerdung« einer Seele und des Geistes. Der Geist tritt dabei in den Stoff ein. Den Weg vom Geist in den Stoff in sieben Stufen symbolisieren die sieben Chakras. Dieser Weg führt vom obersten, dem Kronen-Chakra, bis hinunter zum Wurzel-Chakra. Im Wurzel-Chakra, dem »Ort« der intensivsten Verhaftung des Geistes im Stofflichen, ruht die Kundalini Shakti (Schlangenkraft), die die Umkehrung dieses Prozesses in Gang setzen kann. Gelingt es dem Menschen, die Schlangenkraft in sich zu erwecken, so kehrt der Geist, der sich in ihm verkörpert hat, schrittweise aufsteigend wieder zu seinem Ursprung zurück. Manifestation dieser höchsten Stufe im Menschen ist das Kronen-Chakra, ein oberhalb des Scheitels – also über unserem Kopf – liegendes Energiezentrum.

Chakra-Lehre und Kundalini-Yoga weisen in der indischen Tradition von alters her dem Yogi seinen Weg. Dieser Weg ist jedoch, das möchte ich ausdrücklich betonen, für den westlichen Menschen nicht so ohne weiteres gangbar. Wir müssen dieses System kreativ anpassen an unsere Möglichkeiten, Bedürfnisse und Lebensgewohnheiten. Nur so kann diese Lehre für uns von Nutzen sein. Es ist beispielsweise nicht ratsam, die Kraft der Chakras durch spezielle Methoden, wie sie im Osten bekannt sind, direkt zu aktivieren. Denn – so erkennt auch Karel Douven – »die Gefahr ist zu groß, daß uns dies aus dem Gleichgewicht bringt, es sei denn, wir hätten uns durch lange Vorübung eine ausreichende Basis geschaffen ... Es ist deshalb nicht sinnvoll, direkt auf die Chakras als feinstoffliche Organe unseres Körpers einzuwirken, wohl aber die spezifische Energie, die Kraft, die sie ausstrahlen, zu säubern und zu stärken«.

Gereinigt und gestärkt aber werden unsere feinstofflichen Energiezentren durch den Atemstrom. In einem eigenen Kapitel werde ich später genauer auf den Einfluß der Chakra-Energien auf unseren Körper eingehen und im Zusammenhang damit Atemübungen anbieten, die reinigend und stärkend wirken. Hier möchte ich jedoch zunächst die Chakras selbst beschreiben.*

* Siehe dazu auch die Literaturangaben, besonders die Quellen Arthur Avalon, Pandit, Werner Bohm und Oskar Hinze.

Das erste Chakra

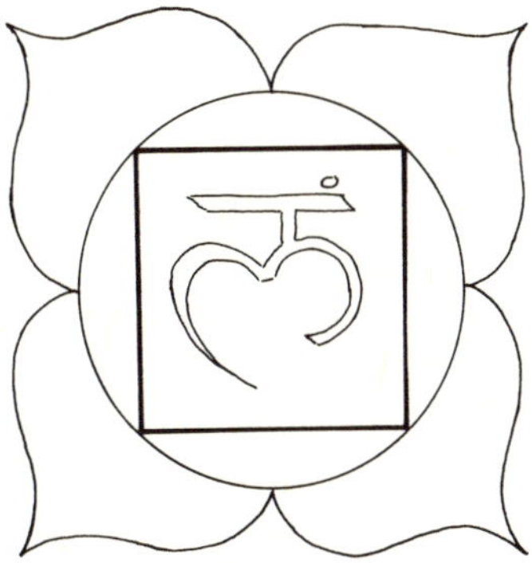

Das erste Chakra, auch Basis-Chakra genannt, liegt zwischen Anus und Genitalien an dem Punkt, an dem sich die drei wichtigsten Leitungskanäle für Pranaenergie (Ida, Pingala und Suchumna) vereinigen. Der englische Orientalist Arthur Avalon nennt diesen Punkt den Ursprung aller Nadis. In diesem Bereich unseres Körpers befindet sich auch der Ruheplatz der Kundalini Shakti (Schlangenkraft). Bezeichnet wird dieses Energiezentrum mit dem Sanskritwort *Muladhara,* was soviel bedeutet wie Wurzel-Stütze.

Gemäß der vedischen Schöpfungslehre entspricht jedem Chakra ein bestimmtes kosmisches Wirkungsfeld; das heißt, es repräsentiert ein spezifisches Seinsprinzip *(Tattva).* Das Basis-Chakra etwa steht für das Seinsprinzip der größten Dichte, für das *Element Erde* und für feste Materie. Unter Materie dürfen wir uns dabei jedoch nicht als etwas Unbelebtes vorstellen, vielmehr müssen wir den Ursprung des Wortes sehen; es leitet sich her von dem lateinischen *mater* (Mutter). Das Muladhara-Chakra symbolisiert daher die sich ewig neu belebende Schöpferkraft der Mutter Erde. Die charakteristischen Eigenschaften des Elementes Erde sind: Kraft, Festigkeit und Kompaktheit. Tiersymbol ist der lichtgraue Elefant, dem diese Eigenschaften ebenfalls zugeschrieben werden. Das Sinnesorgan, das dem Wurzel-Chakra zugeordnet wird, ist der Geruchssinn.

Werner Bohms Buch *Wurzeln der Kraft* verweist auf tantrische

Texte, die drei Welten nennen, die Sinnenwelt, in der der inkarnierte Mensch lebt, die geistige Welt, die übersinnlicher Natur ist, und eine untersinnliche Welt. Das Wurzel-Chakra liegt seiner Darstellung nach an der Schwelle zum Untersinnlichen. Ich erwähne das, weil laut *Wurzeln der Kraft* der Mensch Gefahr laufen kann, in die untersinnliche Region hinabgezogen zu werden, zum Beispiel mit dem Gebrauch von Drogen.

Die zwanghafte Abhängigkeit von einer Droge, die Sucht, kann ein solches Abgleiten in die untersinnliche Region sein. – Damit meine ich nicht nur die gesellschaftlich geächteten Drogen, sondern auch die gesellschaftlich akzeptierten wie Tabak, Alkohol, Tabletten und auch süchtiges Verhalten, wie zum Beispiel Eß- und Arbeitssucht. – Wie aus Erfahrungsberichten Süchtiger hervorgeht, haben sie mit fortschreitender Sucht meist wenig sinnlichen Genuß beim Konsum ihrer Droge, im Gegenteil, oft ist sie ihnen zuwider, und doch sind sie abhängig in einer zwanghaften, von ihnen selbst häufig als unwürdig empfundenen Weise.

Atmen unter starkem Drogeneinfluß ist nicht ratsam, ja sogar gefährlich. Außerdem ist bewußtes Atmen in diesem Zustand kaum möglich. Nach Abklingen der Drogenwirkung kann Atmen bei der Reinigung des Organismus von Giften allerdings sehr helfen.

Auf der grobstofflichen Ebene haben die feinstofflichen Chakras ihre Entsprechung in endokrinen Drüsen, die die Körperchemie maßgeblich beeinflussen. Die Drüsen, die dem Wurzel-Chakra zugeordnet werden, sind die Nebennieren. Wichtige Hormone des Nebennierenmarks sind das Adrenalin und das Noradrenalin, die den Körper in Kooperation mit dem Sympathikus – einem Teil des vegetativen Nervensystems – in Streßsituationen auf den Überlebenskampf vorbereiten. Werden diese Sekrete in erhöhtem Maße ausgeschieden, so beschleunigt sich die Herzfrequenz, der Stoffwechselumsatz steigt, vermehrte Energie wird bereitgestellt und die Schmerzgrenze gesenkt.

Das zweite Chakra

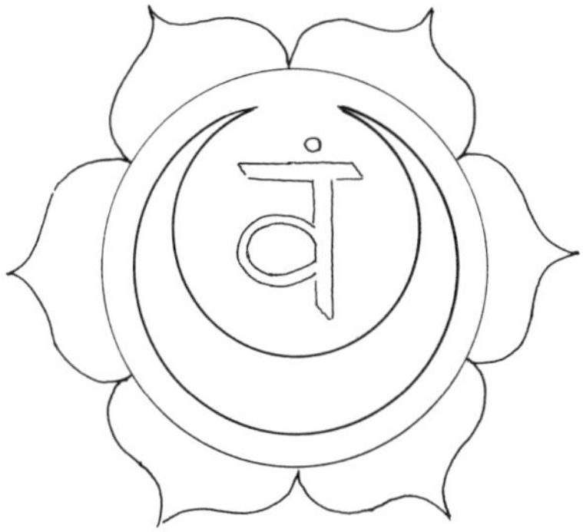

Das zweite Chakra, auch Sakralzentrum genannt, ist auf Höhe des Sakrums an der Wirbelsäule lokalisiert – von der Vorderseite des Körpers aus gesehen etwa fünf Zentimeter unterhalb des Nabels. Seine Sanskritbezeichnung lautet *Svadhisthana.* Es ist Zentrum der Vitalität und Sexualität, für den Zen-Buddhismus ist es Sitz des Ki, der Lebenskraft.

Das Seinsprinzip (Tattva), das dem Svadhisthana-Chakra zugeordnet wird, ist das *Element Wasser.* Jedes Seinsprinzip, auch das Element Wasser, ist mit der Schöpfung in ihrer ganzen Komplexität rückverbunden, das heißt auf jeder Ebene der Schöpfung anwesend: als Wasser, das unseren Durst löscht, als Flüssigkeit, aus der zu etwa achtzig Prozent unser Körper besteht, als Wasser des Lebens im Geistigen oder auf der Symbolebene als das Flüssige schlechthin. Es umfaßt das sinnlich erfahrbare Element in seiner materiellen Erscheinungsform ebenso wie das Wasser als Gedanke im göttlichen Bewußtsein.

Als grobstoffliches Element ist das Wasser weniger »dicht« als Erde; es ist beweglich, fließend, hat keine eigene Form, sondern paßt sich jeder vorgegebenen Form an. Seine Kraft zieht es nicht aus Festigkeit, Härte und Unverrückbarkeit wie das Element Erde, sondern aus seiner Fähigkeit, sich jeder Form fließend und strömend anzupassen, und aus der vitalen Kraft seiner Bewegung. Das Element Erde symbolisiert das

Statische, das Gegen-das-andere-Abgegrenzte, entsprechend dem physikalischen Gesetz: Wo ein Körper ist, kann nicht zugleich ein zweiter sein. Wasser hingegen verbindet – es verbindet die Quelle im Gebirge mit dem See und dem fernen Meer. Es schwemmt aber auch fort, was erstarrt ist und sich ihm entgegenstellt. Es ist zugleich sanfte Kraft und ungebändigte Naturgewalt. Wasser ist die Manifestation des vitalen Lebensstromes im Grobstofflichen. Alles Leben läuft in Bewegungsströmen und Wellen ab, wechselt von der Leere zur Fülle, vom Geben zum Nehmen, vom Sein zum Nichtsein. Nichts macht dies anschaulicher als unsere Atembewegung.

Das Wasser ist der wichtigste Bestandteil aller lebenden Organismen. Nach Aussage des deutschen Biophysikers Dr. Fritz Popp hat es dazu außergewöhnliche physikalische Eigenschaften, denn es reagiert äußerst sensibel auf alle Umwelteinflüsse, denen es ausgesetzt ist, und hat gleichsam »eine Art Gedächtnis«, was mit seiner flüssig-kristallinen Struktur zusammenhängt.

Das Symboltier des Svadhisthana-Chakra ist das Makara, ein halb fisch- und halb aligatorähnliches Tier. Es verkörpert die animalische Kraft im flüssigen Element. Das Wasser steht aber auch für Kühle, für das Unergründliche und die Tiefe der Seele. Das Wasser gilt da her – wie auch der liegende weiße Halbmond, das Formsymbol des Svadhisthana-Chakras – als Sinnbild des Weiblichen und Unbewußten.

Die endokrinen Drüsen, die dem Sakralzentrum zugeordnet werden, sind die Keimdrüsen, das heißt die Eierstöcke (Ovarien) der Frau und die Hoden (Testes) des Mannes. Die Produktion der Sexualhormone wird von der Hypophyse gesteuert. Zunächst sind die Hormone geschlechtsunspezifisch. Ihre geschlechtsspezifische Wirkung entfalten sie erst in den Zielorganen (Testes und Ovarien). Diese zeigt sich dann in der Ausbildung der sekundären Geschlechtsmerkmale, im Stoffwechsel und im psychischen Bereich.

Das dritte Chakra

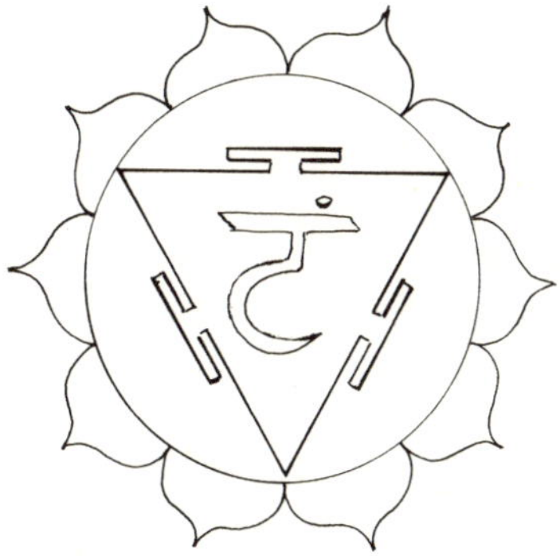

Das dritte Chakra befindet sich auf Höhe des Sonnengeflechtes (Solarplexus) an der Wirbelsäule. Es wird auch Sonnen-Chakra genannt; seine Sanskritbezeichnung lautet *Manipuraka*.

Jedem Chakra ist ein bestimmtes Formsymbol (Tattvasymbol) zugeordnet, dem ersten ein gelbes Quadrat, dem zweiten ein liegender weißer Halbmond und dem Manipuraka-Chakra schließlich ein auf der Spitze stehendes feuerrotes Dreieck. Dieses Dreieck steht für das Seinsprinzip (Tattva) des Sonnen-Chakras und versinnbildlicht das *Element Feuer.*

Dem Feuer wird in den Mythen und Riten aller Religionen eine besondere Bedeutung beigemessen. Denken wir nur an das Fegefeuer und das Ewige Licht im Katholizismus oder an die vedische Feuerzeremonie (Yagna). Das Feuer gilt von altersher als heilig, reinigend und von Gott gegeben. In manchen Urreligionen wird es sogar mit Gott gleichgesetzt. So wird etwa im ägyptischen Ra-Kult die Sonne, das riesige Feuer, um das unser Planet kreist und von dem er sein Licht und seine Wärme erhält, als höchster Gott verehrt. Das Feuer ist aber auch Symbol sowohl für die Lebenswärme in uns als auch für die Umwandlung und der Transformation auf allen Ebenen.

Transformation bedeutet, daß etwas Vorhandenes in seine Grundbestandteile zerlegt wird, damit etwa Neues entstehen kann. Im Bereich des Grobstofflichen stellt etwa die Verdauung eine solche

Umwandlung dar; an ihr läßt sich das Wesen jeglichen Wandlungsprozesses verdeutlichen. Der Verdauungsprozeß, der im Ausstrahlungsbereich des dritten Chakras stattfindet, ist eine Art Verbrennungsvorgang (Element Feuer), in dessen Verlauf die Nahrung, die wir aufgenommen haben, zerlegt und unserem Körper verfügbar gemacht wird. Die Form der jeweiligen Nahrung wird dabei zerstört. Jedoch – auch »im festen Stoff einer Pflanze ist zum Beispiel auch die Kraft der Sonne, des ganzen elementaren Umkreises enthalten. Es wird rückgängig gemacht, was zum Festen geführt hat. Dessen elementarer Geist wird frei, wie die Seele des Menschen, wenn sie im Tode den physischen Leib verläßt« (nachzulesen bei Werner Bohm).

Wenn wir uns mit diesen Gedanken ernsthaft auseinandersetzen, dann sehen wir die Bedeutung, die unserer Nahrung und ihrer Qualität zukommt. So nehmen wir etwa beim Konsum von Fleisch zusätzlich zu den Nährstoffen, die unser Verdauungssystem der Nahrung entzieht, auch Elemente der tierischen Natur in uns auf, außerdem noch die subtilen Schwingungen, die vielleicht auf eine unwürdige Aufzucht, Streß und Todesangst der Tiere zurückgehen. Über derart subtile Fragen denken wir in Zusammenhang mit der Nahrung, die wir zu uns nehmen, meist gar nicht nach. Leo Tolstois Ausspruch »Solange es Schlachthäuser gibt, gibt es auch Schlachtfelder« wird daher bei den meisten Menschen in unserer Kultur auf Unverständnis stoßen. Der große russische Dichter wollte mit dieser Aussage auf die Einwirkung von Fleischkonsum auf unser Denken und Handeln hinweisen. Gerade wegen dieser Zusammenhänge meiden Yogis den Fleischgenuß und wählen ihre Nahrung sehr bewußt aus.

Nach diesem Exkurs zurück zum Sonnen-Chakra. Dem Manipuraka-Chakra ist das Sinnesorgan der Augen zugeordnet, denn das Feuer der Sonne, das unserer Erde Licht und Wärme schenkt, ist die logische Voraussetzung für unseren Gesichtssinn. Sehen auf der geistigen Ebene heißt EIN-sicht, sehen der *Einheit.* EIN-sicht ist jedoch nur möglich, wenn sie von einer Transformation des Denkens und der Emotionen begleitet ist.

Die Tätigkeitsorgane des dritten Energiezentrums sind die Füße, deren Zweck die Bewegung (Shankara) ist. Bewegung aber ist Ausdruck des menschlichen Handlungswillens. Auf der Ebene der Höherentwicklung der Persönlichkeit versinnbildlicht Bewegung den inneren Wandel; sie bezeichnet den Weg der Erkenntnis und der Reinigung des Handlungswillens. Der »nackte« Handlungswille hat seinen Motor in Ich-Sucht, Habgier und Machtstreben. Nur ein Handlungswille, der mit dem Herzen verbunden ist, kann zu einer Weiterentwicklung der eigenen Persönlichkeit und der Gesellschaft führen.

Die endokrine Drüse, die dem dritten Chakra zugeordnet wird, ist die Bauchspeicheldrüse (Pankreas). Ihre wichtigsten Funktionen sind die Absonderung von Verdauungsenzymen und die Produktion der Hormone Insulin und Glukagon. Das Insulin senkt den Blutzuckerspiegel und fördert die Glukose(Traubenzucker)aufnahme der Zellen. Das Glukagon erhöht im Zusammenspiel mit anderen Hormonen die Glukosekonzentration im Blut, stellt also dem Körper leicht verfügbare Energie bereit.

Das vierte Chakra

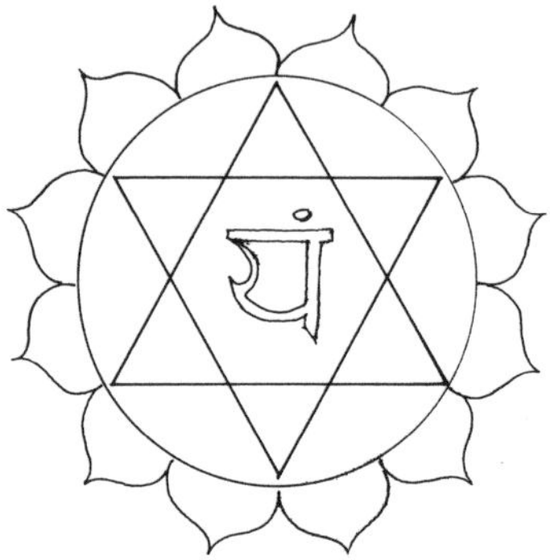

Das vierte Chakra, das *Anahata,* befindet sich auf Höhe der Thymusdrüse an der Wirbelsäule. Es wirkt auf den gesamten Brustraum und auf die Herzregion.

»Das Anahata gilt als das große Chakra im Herzen aller« (Pandit, Kundalini Yoga). Diesem Chakra zugeordnet ist ein Unterzentrum, das direkt zum Herzen gehört, auf das jedoch im Rahmen dieser zusammenfassenden Darstellung der sieben feinstofflichen Energiezentren nicht näher eingegangen werden muß.

Das Formsymbol des Anahata ist ein rauchfarbenes Sechseck, das aus zwei sich durchdringenden Dreiecken gebildet wird, die goldfarben gerandet sind. Dies Tattvasymbol kann als Sinnbild dafür gelten, daß sich im Anahata-Chakra die Energien der drei oberen und der drei unteren Chakras durchdringen. Tatsächlich können wir das Anahata als Chakra des Übergangs ansehen; denn es bildet eine Brücke zwischen den stoffgebundenen und den geistigen Kräften im Menschen. Dabei vermag die Bewußtseinskraft dieses Zentrums die stärker materieverhafteten Energien der drei unteren Chakras zu steuern und zu beherrschen. Die Kraft, durch die das geschieht, wird in der Chakra-Lehre als Ischa, »der Herr«, bezeichnet. Sein Symbol ist der Hirtenstab. Die Parallelen zwischen Ischa und Christus sind dabei kaum zu übersehen; denn Ischa ist nur ein anderer Name für Ishvara, den Gottessohn der vedischen Schöpfungslehre. Dem guten Hirten –

Christus – vergleichbar, trägt auch Ischa einen Hirtenstab. Ischa verkörpert also das Christusbewußtsein in uns. Durch die Kraft der Gnade entfaltet es sich im Anahata-Chakra.

In einem alten Sanskrit-Text erhält der Yogi folgende Anweisung: »Meditiere... in deinem Innern über die Wohnstätte der Göttlichen Barmherzigkeit, über den hell wie die Sonne leuchtenden, makellosen Gebieter, der mit beiden Händen den gnadenschenkenden Gestus macht und die Furcht aus den drei Welten vertreibt.« Gnade ist »ein Geschenk«, das uns unabhängig von unseren positiven Bemühungen und Anstrengungen gewährt wird – und unabhängig von unseren Fehlern und Schwächen.

Das Anahata-Chakra ist für die harmonische Entwicklung unserer Persönlichkeit von allergrößter Bedeutung. Es ist die Wohnstatt des guten Hirten Ischa. Und nicht zufällig ist dieses Wort mit dem deutschen Pronomen Ich verwandt. Gemeint ist hier jedoch nicht das nach Macht und Überlegenheit strebende Ich, das Ego, sondern eher jene übergreifende seelische »Funktion«, die etwa C. G. Jung als *Selbst* bezeichnet.

Das Anahata ist das Zentrum in uns, durch das Heilung geschieht. Christus, der gute Hirte, wird auch Heiland genannt, was soviel bedeutet wie Heiler. Sein Stab ist Symbol und Werkzeug des Heilers, des Schamanen. Noch heute finden wir ihn im Äskulapstab als Symbol des Ärztestandes.

Seinsprinzip des Anahata ist das *Element Luft,* sein Symboltier ist die schwarze Antilope mit dem Hauptmerkmal Schnelligkeit. Das Element Luft ist gekennzeichnet durch Leichtigkeit, Beweglichkeit und Durchlässigkeit. Luft umhüllt und durchdringt alle Lebewesen und Gegenstände und alle Elemente, aus denen sie bestehen. Das Element Luft ist um uns und in uns. Die drei kompakteren Elemente nimmt die Luft in sich auf: das Feuer als Rauch, das Wasser als Dampf, die Erde als Staub.

Durch die Atemluft werden wir mit Prana versorgt. Auch die feste und flüssige Nahrung, die wir aufnehmen, enthält Prana, doch ist es wesentlich leichter, Lebensenergie mit der Atemluft aufzunehmen. Auch die Milch, die der Säugling während seiner ersten Lebensmonate von der Mutterbrust erhält, hat die Schwingungsenergie des Anahata. Die Muttermilch ist jedoch nur die »äußere« Nahrung, Hingabe und Seelenwärme der Mutter hingegen sind die »eigentliche« Nahrung, ohne die wir uns nicht wirklich entwickeln können.

Das Sinnesorgan, das dem Anahata zugeordnet ist, ist die Haut – und damit zugleich der Tastsinn. Seine Handlungsorgane sind die Hände. Charakteristikum des Tastsinns ist die Berührung. Berühren können wir uns, andere Menschen oder dingliche Gegenstände. Die äußere Berührung findet auf der sinnlichen Ebene statt, die innere auf der Gefühlsebene; auf noch subtilerer Ebene erleben wir die »Anrührung« unserer Seele.

Dem vierten Chakra wird die Thymusdrüse zugeordnet. Nach herrschender Lehrmeinung wird ihr Bedeutung für das Wachstum zugeschrieben. In dieser Funktion ist sie wirksam bis in die Zeit der Pubertät. Außerdem ist sie entscheidend an der Bildung von Abwehrzellen, Antikörpern und am Aufbau des lymphatischen Systems beteiligt. Das lymphatische System transportiert Stoffwechselschlacken aus dem Gewebe zu dem Lymphknoten (Reinigung), außerdem haben die Lymphknoten, in denen mehrere Lymphgefäße zusammentreffen, besondere Filter- und Reinigungsfunktionen, sie halten zum Beispiel Bakterien zurück und wirken entzündungshemmend (Heilung).

Das fünfte Chakra

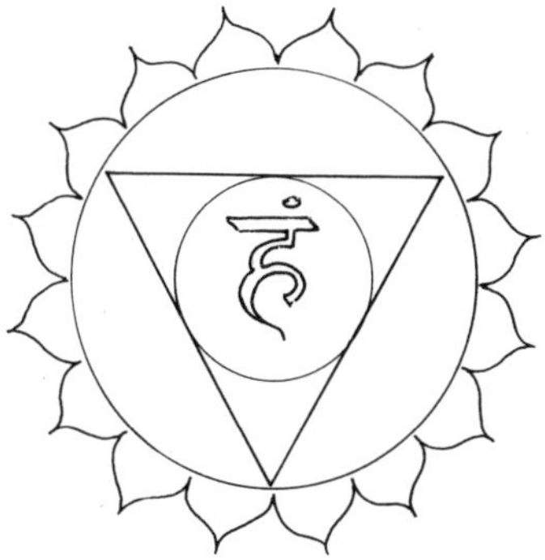

Das fünfte Chakra ist auf Höhe der Kehle an der Wirbelsäule lokalisiert. Im Sanskrit, der Sprache, in denen die heiligen Schriften (Veden) aufgezeichnet sind, wird es *Visuddha,* das Gereinigte genannt. Dieses Energiezentrum ist das erste der drei oberen Chakras. Das ihm zugeordnete *Element Äther* ist subtiler als die Elemente Erde, Wasser, Feuer, Luft, die den vier unteren Chakras zugehören.

In der Lehre des Yoga gilt das Element Äther als Urstoff, aus dem sich die vier anderen Elemente durch Verdichtung gebildet haben. Ergänzend dazu wird Äther auch als der Raum definiert, in dem die vier kompakteren Elemente ihre Wirksamkeit entfalten.

Äther ist auch Träger des Klanges und des Schöpferwortes. Nach der Lehre des Kundalini-Yoga ist der Klang NADA BRAHMAN der Urklang, mit dem der Schöpfergott Brahman die Schöpfung einleitet. Auch in der Bibel finden wir eine solche Aussage im Johannesevangelium 1,1: »Am Anfang war das Wort, und das Wort war bei Gott, und Gott war das Wort. Dasselbe war im Anfang bei Gott. Alle Dinge sind durch dasselbe gemacht, und ohne dasselbe ist nichts gemacht, was gemacht ist.«

Die Bedeutung des Wortes beziehungsweise Klanges bei der Schöpfung können wir uns auch durch folgendes Beispiel veranschaulichen: Ein Gedanke wird zum Wort. Er wird erst durch das Wort hörbar, also materiell. Das Wort wiederum, etwa in der Form eines Befehls, führt zu einer Handlung. Dadurch wird das Wort zum Mittler zwischen Gedanke und Handlung, die sich dann weiter verdichtet, etwa im Bau eines Hauses. So entsteht aus einem Gedanken durch das Wort die Handlung und schließlich feste Materie.

Vom fünften Chakra geht also der Impuls zur Form aus, es wird zum Mittler zwischen Geist und Stoff.

Wegen seiner engen Verbindung mit dem gesprochenen Wort ist das fünfte Chakra der »Sitz« der menschlichen Kreativität. Denn im gesprochenen Wort nimmt der schöpferische Gedanke – wie wir gesehen haben – Gestalt an. Der menschliche Gestaltungswille erhält daher vom Visuddha aus seine Energie. Jedes Chakra hat übrigens eine spezifische, nur ihm zugehörige Entstehungs- oder Keimsilbe (Klang), der es nach der Lehre des Yoga seine Entstehung verdankt. Die dem fünften Chakra zugehörende Silbe ist »Hang« oder »Ham«.

Die Sinnesorgane, die dem Visuddha-Chakra zugeordnet werden, sind die Ohren. Das Objekt unseres Gehörs ist der Klang (Shankara). Dem Hören auf der »stofflichen« Ebene entspricht auf subtilerer Ebene die Wahrnehmung der inneren Stimme. Tätigkeitsorgan dieses Chakras ist die Sprache, mit der wir etwas über äußere und innere »Gegenstände« aussagen können.

Als Formsymbol des fünften Chakras finden wir hier eine weiße Kreisfläche, Symbol für den Klangäther, die von einem auf der Spitze stehenden Dreieck umschlossen wird.

Die dem Visuddha zugehörige Drüse ist die Schilddrüse. Sie ist als lappenförmiges Organ der Luftröhre und dem unteren Teil des Kehlkopfes angelagert. Die Hormone der Schilddrüse sind von großer Bedeutung für Wachstum, Reifung und Differenzierung der Gewebe unseres Körpers, sie wirken also formbildend. Die Schilddrüsenhormone T3 und T4 werden nur ausgebildet, wenn wir mit unserer Nahrung genügend Jod zu uns nehmen. Jodmangel führt zu einer Unterfunktion der Schilddrüse und zur Verlangsamung aller körperlichen und geistigen Funktionsabläufe. In extremen Fällen sind körperliche Verformungen und Kretinismus die Folge einer Unterfunktion. Das Hormon der Nebenschilddrüse beeinflußt den Kalziumstoffwechsel des Blutes, der für unsere Muskelfunktionen von Bedeutung ist. Der Kalziumstoffwechsel beeinflußt außerdem bei Kindern und Jugendlichen das Wachstum und die Reifung der Knochen.

Die Schilddrüse ist von einem dichten vegetativen Fasernetz umschlossen, ähnlich wie das Sonnengeflecht (solaris plexus) und der Frauenhäusersche Plexus im Genitalbereich. Bei Störungen dieser Fasernetze treten Fehlsteuerungen auf. Nicht selten gefolgt von vegetativer Erschöpfung, Adynamie, nachlassender Lebensenergie oder innerer Unruhe.

Das sechste Chakra

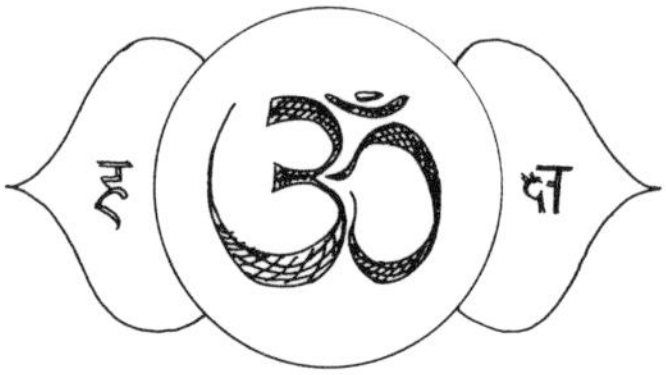

Das sechste Chakra befindet sich in der Mitte zwischen den Augenbrauen, etwa zwei bis drei Zentimeter hinter der Stirn. Häufig wird es auch als Drittes Auge bezeichnet. Seine Sanskritbezeichnung lautet *Ajna,* was soviel bedeutet wie »Befehl«, »von oben empfangener Auftrag«. Dieses Chakra gilt als Zentrum unseres Denkens und unserer Geistes- und Erkenntnisfunktionen. Vom Ajna werden die unteren fünf Chakras gesteuert und erhalten »Weisung«. Allerdings wirken die Energien der unteren Chakras in Form von körperlichen Bedürfnissen, Emotionen, Begierden und Sinnesreizen auch wieder auf das Ajna zurück; es ist jedoch imstande, diese Impulse zu beherrschen.

Aufschlußreich ist in diesem Zusammenhang, daß die dem Ajna zugeordnete Hirnanhangdrüse (Hypophyse) – beziehungsweise deren Vorderlappen – gegenüber den anderen Drüsen ebenfalls eine Art Weisungsfunktion erfüllt. Sie regt durch Ausschüttung ihrer Sekrete die peripheren endokrinen Drüsen, zum Beispiel die Schilddrüse, die Nebennierenrinde und die Keimdrüsen an. Die Hypophyse ist morphologisch und funktional eng mit dem Hypothalamus verbunden, der, wie die Hypophyse, dem Mittelhirn anliegt. So berühren sich im direkten Ausstrahlungsbereich der Ajna das übergeordnete nervale System (Hypothalamus) und das übergeordnete hormonale System (Hypo-physe). Daher müssen wir beide als das zentrale nerval-hormonale Regel- und Befehlszentrum unseres Körpers ansehen.

Das Ajna ist das sechste in der Reihe der sieben Chakras. Wir können seine Bedeutung daher auch aus dem Blickwinkel der Symbolik der Zahl sechs interpretieren. Die Sechs symbolisiert zum einen die Schöpfung in ihrer Vollkommenheit, sie enthält aber auch dreimal die Zahl Zwei, die Sinnbild der Dualität ist. Das weist darauf hin, daß nirgends in uns Gegensätze eine größere Aufladung erfahren können als am »Ort« unseres Denkens, dem Ajna-Chakra.

Die vollkommene Schöpfung enthält alle Polaritäten, Licht und Dunkel, Wissen und Unwissenheit, Gut und Böse, Thesis und Antithesis ... Je stärker die Spannung zwischen den Gegensätzen anwächst, desto größer wird der Drang zu ihrer Auflösung. So vereinigen sich schließlich Thesis und Antithesis zur Synthesis. Das Medium zur Auflösung der Gegensätze auf der Ebene des Ajna ist das *Erkennen.*

Formsymbol des Ajna ist ein zweiblättriger Lotus, in dessen Blütenblätter die Silben Ha (Hang) und Ksha (Kshang) eingeschrieben sind. Für unsere Betrachtung ist dieser Umstand deshalb von Bedeutung, weil aus diesen beiden Silben das Mantra Hang Sa (»Ich und Er« – mit Er ist der Schöpfergott gemeint) gebildet wird. Beim Einatmen läßt der Übende innerlich den Laut *Hang* und beim Ausatmen die Silbe *Sa* erklingen. Im Ajna-Chakra spiegelt sich der für Menschen charakteristische Dualismus des Denkens und Wahrnehmens. Der Mensch denkt »Ich und Er«, er trennt in seinem Denken. In der Umkehrung der Silben *Hang Sa* in *So Ham* wird dieser Dualismus überwunden, so daß der Einheits- oder Vollkommenheitsaspekt des Ajna-Chakras zum Ausdruck kommen kann. Aus dem dualistischen »Ich und Er« wird so das die Einheit betonende *So Ham:* »Ich bin Er.«

Eine von Herzen kommende Meditation auf das Mantra *So Ham* ruft die tief in uns liegende Erinnerung an unsere ursprüngliche Einheit mit dem Schöpfer wach. Dabei verschmilzt das Mantra *So Ham* schließlich zu einem Klang, dem Urklang OM, der über allen Mantras steht. OM ist das Keimmantra des sechsten Chakras.

Das siebte Chakra

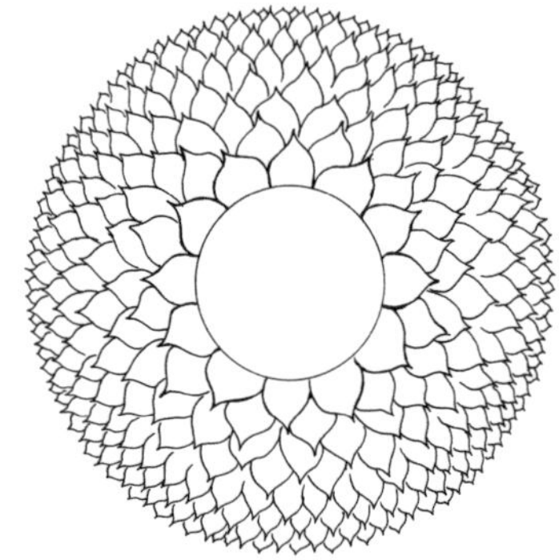

Das oberste Chakra, auch Kronen-Chakra genannt, trägt den Sanskritnamen *Sahasrara.* Daneben wird es auch »der weiße Lotus mit den tausend Blütenblättern« genannt. Es ist am oberen Ende der Suchumna, unseres wichtigsten feinstofflichen Energieleiters lokalisiert. Dieser verbindet das Wurzel-Chakra mit dem Scheitel, das Unten mit dem Oben, den negativen mit dem positiven Pol, die Materie mit dem Geist.

Das Sahasrara-Chakra ist das mystische Zentrum im Menschen; durch dieses Tor tritt die kosmische Lichtenergie in unseren Körper ein. Die herausgehobene Bedeutung dieses Energiezentrums spiegelt sich in den Mythen, Riten, Zeremonien und der Symbolik aller Religionen. Die segnende Hand des Priesters berührt in vielen christlichen Ritualen das Scheitelzentrum des Gläubigen, bei der Taufe wird es mit geweihtem Wasser benetzt, und die Asche eines heiligen Feuers reinigt das Sahasrara. Auch den Umstand, daß die Fontanellen des Säuglings während der ersten neun bis vierundzwanzig Lebensmonate noch offen sind, können wir als Hinweis auf die besondere Bedeutung ansehen, die dem Scheitelbereich unseres Kopfes zukommt.

Die Tonsur der christlichen Mönche, aber auch das Kahlscheren des Hauptes, wie es bei buddhistischen und hinduistischen Mönchen üblich ist, dient der Reinigung und Öffnung dieses Zentrums. Ebenso lassen Kopfbedeckungen, wie sie Könige, Pharaonen, Päpste und Bischöfe tragen, an den Zweck denken, den Energiefluß gezielt in das

Kronen-Chakra zu lenken und es vor negativen Einflüssen zu bewahren. Es spricht vieles dafür, daß auch die Krone, das Machtsymbol weltlicher und geistlicher Herrscher, ursprünglich dazu bestimmt war, die für eine weise Herrschaft notwendige Intuition und geistige Kraft in den zum höchsten Diener eines Gemeinwesens oder einer geistigen Gemeinschaft bestimmten Menschen zu leiten. Die Edelmetalle und -steine, aus denen eine Krone besteht, dienten dabei ursprünglich wohl weniger der Darstellung persönlicher Macht oder dem Prestige der Institutionen als vielmehr dem Zweck, positive feinstoffliche Energien auf das Kronen-Chakra zu lenken und schädliche Einflüsse fernzuhalten.

Das Sahasrara-Chakra eines anderen Menschen dürfen wir, wenn überhaupt, nur sehr behutsam und sanft berühren. Das gilt für Atemsitzungen und Heilbehandlungen ebenso wie auch sonst im Alltag. Erwachsene streichen Kindern manchmal gedankenlos über den Kopf, ohne sich bewußt zu sein, daß sie damit die feinstoffliche Energiehülle eines Kindes beeinflussen können.

Das gewaltsame Kahlscheren des Kopfes gilt von altersher als extreme Erniedrigung. Das wissen jene, die Macht mißbrauchen, ebenso gut wie die, die unter der Macht leiden. Wir müssen uns vergegenwärtigen, daß das nicht weniger bedeutet als die Verletzung des Lichtorgans.

Es ist uns nicht möglich, durch Willensanstrengung Kontakt zum Sahasrara aufzunehmen. Vielmehr ist es so, daß Einsichten und Erkenntnisse (unabhängig von den Aktivitäten unseres Verstandes oder Willens) auf dem Wege der Inspiration durch dieses Zentrum auf unser Bewußtsein wirken und so unser Denken und Handeln beeinflussen. Vor allem Philosophen, Mystiker und Künstler erleben sich häufig als Sprachrohr, Werkzeug oder Diener der Kraft, die durch dieses Zentrum auf sie wirkt. So wird etwa von Händel berichtet, daß er nach der Niederschrift des Halleluja, mit dem er sein Oratorium Der Messias krönte, so überrascht und ergriffen gewesen sei, daß er ausrief: »Ob ich im Geiste war oder außer ihm – ich weiß es nicht. Gott hat mir die Feder geführt.« Und der Franzose Paul Cézanne, einer der bedeutendsten Maler der Neuzeit, soll gesagt haben, daß er während des Malens vor der Natur »hellsichtig« werde.

Im Kundalini-Yoga ist das Sahasrara die Ebene der *Realität* und der Wahrheit. Der Yogi erkennt seine wirkliche Identität: »Jede Einzelseele ist ihrem Wesen nach Paramatma (höchster Geist); jedes Selbst ist Gott« (Pandit). Sein Erkennen wächst aus einem totalen Erleben des Einsseins mit dem Schöpfer. Dabei läßt er die Ebenen der Unwissenheit, Illusion und Identifikation mit der Sinnenwelt hinter sich. Sein Erleben liegt jenseits aller Dualität und jenseits aller Synthesen.

Auf der Ebene des Sahasrara entfaltet das Mantra OM seine reinste Schwingung. Wenn wir deshalb regelmäßig meditieren und bewußt atmen, können wir unser Bewußtsein allmählich reinigen und uns so für die Energien des Sahasrara überhaupt erst empfänglich machen.

Im Sahasrara-Chakra, dem »tausendblättrigen Lotus«, sind die Energien aller übrigen Chakras noch einmal vereint. Die Symbolsprache des Yoga trägt diesem Umstand Rechnung; denn in der Chakra-Lehre heißt es, daß das Sahasrara alle – fünfzig – Buchstaben und Klänge des vedischen Alphabetes in zwanzigfacher Vervielfältigung – daher die tausend Blütenblätter – enthält. Die Zahl Tausend steht hierbei auch sinnbildlich für Unendlichkeit.

Aufschlußreich ist, daß die Buchstaben des zwölfblättrigen Herz-Lotos (Anahata) genau im Zentrum des tausendblättrigen Lotos, also im obersten Scheitel zu liegen kommen. Das deutet erneut auf die transformierende Kraft hin, die das Herz-Chakra als Zentrum der Heilung für unsere spirituelle Entwicklung hat.

Erinnern wir uns, das Anahata (viertes Chakra) steht für Ischa, den Sohn. Christus, der Sohn, sagt: »Keiner kommt zum Vater denn durch mich.« Auf unsere Chakra-Lehre übertragen bedeutet dieser Satz: Im Herz-Chakra (Sohn) liegt der Schlüssel und der Zugang zum Kronen-Chakra (Vater).

Die dem Sahasrara zugeordnete Drüse ist die Epiphyse oder Zirbeldrüse. Sie gilt seit altersher als Sitz der Seele. Noch der französische Philosoph René Descartes, der im siebzehnten Jahrhundert lebte, erwähnt sie in diesem Zusammenhang. Bekannt ist ihr Ansprechen auf rhythmischen Lichtwechsel – ihr Wirkstoff Melatonin wird nachts gebildet. Ihre enge Verbindung mit dem Licht wird auch darin offenkundig, daß sie in ihrer Aktivität saisonabhängig ist. Aus diesem

Grund wird sie auch als »biologische Uhr« angesehen. Die Epiphyse wirkt auf die meisten hormonalen und Muskelfunktionen dämpfend. Sie läßt sich wahrscheinlich durch Meditation gezielt beeinflussen. Es mag sein, daß Meditation aus diesem Grund den gesamten Körper entspannt und die Gedankentätigkeit deutlich reduziert.

Chakra-Energien und Ebene

	1. CHAKRA	2. CHAKRA	3. CHAKRA
NAME	Wurzelzentrum	Sakralzentrum	Solarplexuszentrum
SANSKRIT-BEZEICHNUNG (nach Avalon)	Mūlādhāra	Svādhisthāna	Manipūraka
SITZ	Damm bzw. Basis der Wirbelsäule (Steiß-bein)	am Rückgrat, Höhe ca. 5 cm unterhalb des Nabels	am Rückgrat, in Höhe des Solar Plexus
FORMSYMBOL UND FARBE	Quadrat gelb 	Liegender Halbmond silbrig weiß 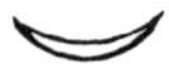	Dreieck feuerrot 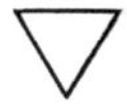
TIERSYMBOL	Licht-grauer Elefant	Makara (Amphibium)	Widder
KEIMSILBE MANTRA (nach Avalon)	Lang LAM लं	Vang VAM वं	Rang RAM रं
LOTUS UND SEINE SYMBOLZAHL	4blättrig	6blättrig	10blättrig
ELEMENT	ERDE	WASSER	FEUER
SINNESORGAN	Nase	Zunge	Augen
SINN	Geruch	Geschmack	Gesicht
HANDLUNGS-ORGAN (nach Shankara)	Ausscheidungsorgane	Zeugungsorgane	Füße
ENDOKRINE DRÜSE	Nebennieren	Keimdrüsen Ovarien (Frau) Testes (Mann)	Pankreas
KÖRPERGLEICH-GEWICHT (nach Ad Stemerding)	oben / unten	vorne / hinten	Zentrum / Peripherie
ENERGIE (nach Ad Stemerding)	physische Energie	vitale Energie	emotionale Energie
Positive Wirkkraft	stabilisierend	verbindend	umwandelnd
FARBE DES SPEKTRUMS WEITERE FARBE	Rot Rot / Orange	Orange Pink	Gelb volles Grün
TON	C	D	E
MUSIKALISCHES ELEMENT	Grundrhythmus	Taktmaß (Metrum)	Dynamik
INSTRUMENTE (Beispiele möglicher Wirkungsrichtungen)	Pauke, Kontrabaß	Akkordeon, Harfe	Jagdhorn, Saxophon Posaune
NATURLAUTE (Beispiele)	stampfende Geräusche	Wellen Wasserrauschen	heulende Töne

hrer Manifestation

CHAKRA	5. CHAKRA	6. CHAKRA	7. CHAKRA
rzzentrum	Kehlzentrum	Drittes Auge	Kronenzentrum
āhata	Viśuddha	Ājñā	Sahasrāra
Rückgrat in Höhe des ustbeins	am Rückgrat in Höhe des Kehlbereichs	zwischen den Augenbrauen ca. 2 cm hinter der Stirn	oberhalb des Scheitels
hseck chfarben mit denem Rand 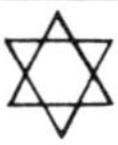	Kreis weiß 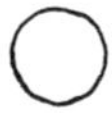		
warze Antilope	Weißer Elefant	Weißer Schwan	
ng M यं	Hang HAM हं	Om ॐ	
blättrig	16blättrig	2blättrig	1000blättrig (Zahl 1000 Symbol für unendlich)
FT	ÄTHER		
ut	Ohren		
tsinn	Gehör		
nde	Stimmbänder (Sprache)		
ymusdrüse	Schilddrüse	Hypophyse	Epiphyse
en / außen	groß / klein	rechts / links	
ühlsenergie	Willensenergie	mentale Energie	spirituelle Energie
nend	gestaltend	integrierend	transzendierend
es Lindgrün mes Gold	lichtes Blau Türkis	Indigo kräftiges Violett	lichtes Violett helles Gold, Weiß
	G	A	H / B
art, monien	Melodie, musikalische Form	Durcharbeitung, Ausgewogenheit	Inspiration, musikalische Idee
ichinstrumente arre, Laute	Dudelsack, Gesang Flöte	Tabla, Rassel	hohe Glocken, Lyra, Tambura
d	Vogelgesang	Grillen, Zwitschern	Oberschwingungen

5

Körperenergie und Atem

Chakra-Energie

Die Abschnitte über Aura und Chakras haben gezeigt, in welch umfassenden Zusammenhängen unser Atem zu sehen ist. Wie können wir aus den bisher gewonnenen Einsichten Unterstützung unserer konkreten Atempraxis erhalten? Die Chakras werden auch hier die Leitlinie vorgeben, an der ich mich orientieren will. Ich gehe dabei vom Kompakten zum Subtilen, vom Groben zum Feinen.

Die sieben Chakras, haben wir erfahren, repräsentieren sieben Niveaus unseres Seins und bringen jeweils einen wesentlichen Aspekt (Tattva) unserer Existenz besonders zum Ausdruck. Die Chakras strahlen dabei auf spezifische Bereiche und Organe unseres Körpers aus und lassen diese zu vorrangigen Trägern der zu ihnen gehörenden Energien beziehungsweise Schwingungsniveaus werden. Was bedeutet das in wesentlichen Aspekten körperlich, psychisch und geistig für uns? Die Antwort auf diese Frage ist gleichzeitig notwendiger Hintergrund für ausgewählte Körper- und Atemübungen, mit denen die Chakra-Energien in Bewegung gebracht und ausbalanciert werden können.

An dieser Stelle noch etwas zu dem vielschichtigen Begriff Energie. Das ganze Universum befindet sich auf unendlich vielen Ebenen in Schwingung. Erreichen diese Schwingungen eine bestimmte Dichte, so manifestieren sie sich in Form von fester Materie. Manifest sind solche Dinge, die wir mit der Hand (lat. manus) greifen, das heißt sinnlich erfahren können. Wie harmoniert diese Auffassung mit der Lehre von den sieben Chakras?

Vereinfacht ausgedrückt sind die Seinsprinzipien übergeordnete

Grundkräfte, die auf allen Niveaus (qualitativ unterschiedliche Schwingungsniveaus) der Schöpfung wirken.

Diese Grundkräfte strahlen über die sieben Chakras in unsere Existenz. Ich werde sie hier der Einfachheit halber Chakra-Energien nennen.

Wollen wir die Energie eines Chakras in seiner ganzen Breite, das heißt auf qualitativ unterschiedlichen Niveaus stimulieren, können wir grundsätzlich auf jedem Niveau beginnen. Das gibt uns die Chance, mit den Chakra-Energien umfassend praktisch zu arbeiten. Veranschaulichen läßt sich das am Beispiel des Seinsprinzips ERDE, das dem ersten Chakra zugehört. Die Grundkraft des ersten Chakras regen wir beispielsweise an, wenn wir

- uns vor unserem inneren Auge einen Felsen bildhaft vorstellen,
- ein Quadrat, das Formsymbol des ersten Chakras, anschauen,
- über die Zahl vier, das Zahlensymbol des ersten Chakras, meditieren,
- mit den Füßen kräftig aufstampfen,
- unsere Körperkraft einsetzen,
- die Erde mit unseren Händen berühren.

Diese Beispiele zeigen, daß wir auf sehr verschiedenen Ebenen Kontakt mit dem Erd-Tattva aufnehmen können. Selbstverständlich werden wir, ausgehend von der Essenz dieses Seinsprinzips, viele weitere Möglichkeiten entdecken können, seine Energie zu aktivieren. Was indessen bewirken solche Übungen, oder banaler gefragt, welchen praktischen Nutzen haben sie?

Die Übungen rufen die Schwingungen der Grundkraft Erde in uns wach und vermitteln uns ein Gefühl der Gegenwärtigkeit und Sicherheit – das Bewußtsein für unsere eigene Kraft. Sie geben uns in Situationen, in denen wir uns verwirrt, unsicher oder hilflos fühlen, ein Mittel an die Hand, wieder »Boden« unter die Füße zu bekommen. Für die praktische Atemarbeit liegt es nahe, so dicht wie möglich am körperlichen Geschehen zu bleiben, denn der Körper ist der »Ort«, an dem der Atem für uns »greifbar« wird. Unser Körper wird deshalb das »Medium« sein, durch das wir unseren Atem auf allen Niveaus entdekken.

Chakras und Atmung – einige praktische Hinweise

Das Erlernen des bewußten Atems ist ein Prozeß, der kein Ende hat. Einmal begonnen, gibt es keinen Punkt, an dem wir »fertig« oder darüber hinausgewachsen sind, denn der Prozeß ist Arbeit mit dem Bewußtsein und der Lebensenergie (Prana). Wenn wir den Prozeß beginnen, begeben wir uns auf einen Weg, der uns immer dichter zu unserem *Kern* bringt, zu dem inneren Kern, der die einmalige unveränderliche Essenz von uns ist und der Bestand hat, wie schillernd, unvollkommen und vergänglich auch die Außenhülle, unsere *»Person«*, sein mag.

Die folgenden Übungen habe ich so ausgewählt, daß du sie ohne Anleitung durch einen erfahrenen Atemtherapeuten in deiner täglichen Atempraxis anwenden kannst.

Achte jedoch dabei immer auf deine »Grenzen«. Das heißt, überfordere dich weder körperlich noch psychisch, sondern übe kontinuierlich und ohne einen selbstgeschaffenen Leistungsdruck. Es ist nicht Ziel dieses Atembuches, dir möglichst rasch möglichst »sensationelle« Erfahrungen zu vermitteln, sondern dich auf dem Weg zu erhöhter Selbstwahrnehmung und Bewußtheit zu begleiten.

Die Atemübungen sind dabei kein Selbstzweck, sondern nur ein Hilfsmittel, um deiner Aufmerksamkeit ein Ziel und deinem Aktivitätsdrang einen Handlungsraum zu bieten. Sie dienen außerdem dazu, deinen Körper zu reinigen und Energieblockaden abzubauen, so daß Lebensenergie in deinen Körper möglichst frei und ungehindert fließen kann. Sollten bestimmte Übungen deine Bewußtheit vom entspannt fließenden Atem abziehen oder dich beim Atmen gar behindern, so wähle andere.

Die Wirkungen des *bewußten Atmens* reichen tief, auch wenn deine Übungszeiten nur kurz sind und du den Eindruck hast, daß während eines Übungszyklus »äußerlich« nicht viel geschehen ist. Je regelmäßiger du an einem immer gleichen ruhigen Ort atmest, desto intensiver wird die Wirkung sein. Übe, wenn du nüchtern bist, oder warte nach einer Mahlzeit wenigstens zwei Stunden.

6

Der Ausstrahlungsbereich des ersten Energiezentrums

Das Basis-Chakra strahlt auf all die Bereiche unseres Körpers aus, die in einer engen Beziehung zum Element Erde stehen. In erster Linie sind es die Füße, die Beine und das Gesäß, die unseren Körper mit dem Boden verbinden, aber auch der untere Teil des Rumpfes, der Damm, der Beckenboden sowie das gesamte Stützgerüst unseres Körpers – bestehend aus Knochen, Muskeln, Sehnen und der Wirbelsäule. Sie alle verleihen ihm Festigkeit und Kompaktheit. Das führt uns zu einer erweiterten Sicht der Chakras, die besagt, daß unsere Chakras zwar jeweils ein lokalisierbares Zentrum haben, ihre Energie jedoch im ganzen Körper wirksam ist.

Was aber bedeutet das Element *Erde* für uns? Erde ist der Grund, auf dem wir stehen, sie ist die Basis, die es uns ermöglicht, oben und unten, links und rechts, vorne und hinten zu unterscheiden. Erde repräsentiert den Platz, wo wir *sein* können, den Ort, wo wir hingehören, ohne daß dies in Frage steht. Erde ist für uns Realität, auf die wir vertrauensvoll bauen können; sie versinnbildlicht Gegenwärtigkeit, Beständigkeit, Festigkeit, Kraft und ist die zuverlässige Grundlage unserer körperlichen und psychischen Existenz. Je nachdem, ob wir auf den Schutz und die Sicherheit, die uns die Erde gewährt, vertrauen oder nicht, nimmt unser Leben einen mehr oder weniger harmonischen Verlauf.

Erde ist aber auch unser grobstofflicher Körper, der das feste äußere Gefäß unserer Existenz bildet. Erde ist die Ursache unserer Verhaftung im Stofflichen, der wir nicht entrinnen können. Auch unterliegt unser Körper den physikalischen Gesetzen wie dem der Schwerkraft, die für alle Körper auf dieser Erde Gültigkeit haben. Teil dieser Gesetzmäßigkeiten ist auch, daß unser Körper Nahrung braucht, Ruhe, Schutz vor Hitze, Kälte und Verletzungen. Das Element Erde repräsentiert außerdem unser »Potential« auf allen Niveaus unserer Existenz, doch auch die Grenzen, die uns gesetzt sind.

Die Kraft der ersten Chakra-Energie steht uns allerdings nur voll zur Verfügung, wenn wir unserer Körperlichkeit bewußte Aufmerksamkeit schenken oder diese besonders auf Füße, Beine und Beckenboden richten. Der Umstand, daß wir einen Körper haben, reicht für sich genommen nicht aus, um uns zu erden und unsere Kraft und unser Potential zu erfahren. Der holländische Körpertherapeut Ad Stemerding erkannte richtig: »Der Boden wird erst in dem Moment zum tragenden Grund, wenn wir mit unserer Aufmerksamkeit an der Basis gegenwärtig sind ... Ohne (bewußte) Anwesenheit in den Füßen gibt uns der Boden keine kraftvolle Unterstützung oder sichere Basis.«

Im Gegensatz zu den meisten Landtieren, die auf vier (Erdzahl) Beinen mit der Erde in Verbindung sind und ihre Nase, also ihren Erdsinn, bodenwärts gerichtet halten, haben wir Menschen uns von der Erde aufgerichtet. Wir haben Bewußtsein entwickelt, stehen nur mehr mit zwei Beinen auf sicherem Grund und tragen die Nase – unseren Erdsinn – »hoch«. Wir Menschen haben, anders als die Tiere, die Möglichkeit, den erdhaften Aspekt unserer Existenz zu verleugnen. Wenn wir ihn, aus welchen Gründen auch immer, wegrationalisieren oder verdrängen, so hat das schwerwiegende Auswirkungen; denn wir berauben uns der Basis auch auf allen anderen Niveaus unserer Existenz und koppeln uns ab von unserer Kraft und unserem Potential.

Ein der *Erde* entfremdeter Mensch wird unfähig, eine Situation richtig einzuschätzen, kann in vielen Fällen Wesentliches nicht mehr von Unwesentlichem unterscheiden, verliert den Kontakt zu seinen Gefühlen im Umgang mit anderen Menschen, ist unsicher, und die Zuneigung, die er erfährt, erscheint ihm unwirklich. Aber auch in seiner Arbeit, im häuslichen Leben und in seiner Freizeit hat er keinen »Boden« unter den Füßen. Solange wir nicht mit »beiden Beinen« fest auf der Erde stehen, fehlt uns die *Grundsicherheit,* die notwendig ist, damit wir die Erde als sicheren Ort erleben können, und zwar als einen Ort, an dem wir alles bekommen, was wir brauchen, Atem, Zuwendung, Nahrung, Kleidung. Ein Mangel an Basissicherheit kann deshalb allgemein große Verunsicherung, tiefgehende Selbstzweifel und existenzielle Ängste auslösen, was auf der körperlichen Ebene zu chronischer Muskelverspannung führt.

Gestört ist in einem solchen Fall die Balance zwischen unserer Basis (erstes Chakra), die unsere physische Energie repräsentiert, und der mentalen Ebene (sechstes Chakra), die uns bewußt wahrnehmen läßt, wo unsere Wurzeln sind. Unsere »Existenz« ist erst dann für uns sicher, wenn auch unser Bewußtsein *ja* dazu sagt. Wenn wir beim Üben die Aufmerksamkeit in unseren Körper bringen, führt das ganz automatisch zu diesem *ja:* Ja, ich bin, ja, ich kann der Erde vertrauen, jetzt in diesem Moment, da meine Fußsohlen den Boden berühren. Das *ja* dieses einen Momentes hat eine große Kraft, die Kraft des Faktischen, des »So ist es und nicht anders«. Diese Kraft wirkt weiter, auch wenn unser Verstand im nächsten Moment Argumente bringen sollte, die, gestützt auf negative Erfahrungen der Vergangenheit, dem widersprechen. Übungen, die uns in bewußten Kontakt mit der Energie des ersten Chakras bringen, sind daher die Grundlage unserer Atemarbeit.

DIE ERSTE CHAKRA-ENERGIE IN STICHWORTEN:

- *Lage:* im Bereich des Dammes
- *Element:* Erde
- *Erde repräsentiert als Element:*
  Schwerkraft, Festigkeit, Beständigkeit, Kraft, Härte, Statik
- *Erde repräsentiert auf der Körperebene:*
  Physische Energie
  Knochen, Muskeln, das Stützgerüst unseres Körpers
  die Polarität oben/unten, das Körpergleichgewicht
- *Erde repräsentiert auf der psychischen Ebene:*
  »Bodenkontakt«, Gegenwärtigkeit, Kontakt mit der Realität, Sicherheit
  unser Potential auf allen Niveaus

MÖGLICHE HINWEISE AUF MANGELNDES STRÖMEN DER ERSTEN CHAKRA-ENERGIE

- mangelnder Bodenkontakt
- Muskelüberspannung oder Muskelunterspannung
- Muskelschwund
- Knochenerkrankungen
- Haltungsprobleme
- Probleme des Stützgerüstes
- Fahrigkeit, mangelnde Realitätseinschätzung
- Häufige Erfahrung fundamentaler Unsicherheit
- Fundamentale Ängste und Zweifel

ÜBUNGEN ZUM AUSSTRAHLUNGSBEREICH DES ERSTEN ENERGIEZENTRUMS

Körperwahrnehmung und Körperbewußtsein

Abklopfen des Körpers (1)

Wenn du deinen Körper mit locker geballter Faust abklopfst, stimulierst du die Oberflächenmuskulatur leicht und wirkungsvoll und regst den Energiefluß im Körper an. Außerdem wird durch das einfache Ausführen des Abklopfens deine Aufmerksamkeit – fast mühelos – auf deinen Körper gerichtet. Ich empfehle dir deshalb, diese Übung an den Anfang jeder Übungsreihe oder Atemsitzung zu stellen. Übe in lockerer Kleidung und bei offenem Fenster.

- Du beginnst stehend in der Grundposition, wie sie in Übung 8a dieses Kapitels beschrieben ist, und streckst deinen linken Arm in Schulterhöhe nach vorne. Die Handfläche weist nach unten. Schließe dabei die rechte Hand zu einer lockeren Faust, und klopfe – gut spürbar, aber nicht zu fest – den linken Arm, bei der Hand beginnend, zur Schulter hin ab. Beklopfe auch die zwischen Schulter und Hals verlaufende Muskelpartie.
- Laß anschließend beide Arme locker am Körper herabhängen, und spüre der Wirkung nach. Ein bewußtes Nachspüren empfehle ich dir nach jedem Übungsabschnitt.
- Klopfe nun mit der linken Faust den rechten Arm ab.
- Beklopfe mit den Fäusten beider Hände den Nacken und im Anschluß daran mit den Fingerspitzen vorsichtig die Schädeldecke und dein Gesicht.
- Klopfe anschließend mit beiden Fäusten deine Brust und deinen Bauch ab. Beschreibe auf deinem Bauch im Uhrzeigersinn klopfend einen Kreis.
- Bearbeite jetzt abwärts gehend zuerst die Muskelpartien des linken, dann des rechten Beines. Verwende viel Aufmerksamkeit auf deine Füße.
- Gehe zum Rücken über. Beginne dabei so hoch oben, wie es dir

möglich ist, ohne dich zu verkrampfen, und stimuliere die Muskelpartien links und rechts der Wirbelsäule. Vermeide es jedoch, unmittelbar die Wirbelsäule zu beklopfen.

- Stehe nun für etwa eine Minute still in der Grundposition, und beobachte deinen Atem.
- Streife abschließend mit den flachen Händen über deinen ganzen Körper, vom Scheitel ausgehend bis hinunter zu den Füßen, etwa so, als hättest du gerade geduscht und wolltest die Wassertropfen von deiner Haut abstreifen. Du leitest so eventuell noch stockende Energie zum Boden hin ab.

Schließe diese Übung in Grundposition stehend mit einer Atemsequenz ab. Atme dabei ganz bewußt durch die Nase.

Wirkung:

Diese Übung vermittelt dir ein intensives Körpergefühl, bewirkt eine allgemeine Belebung und verstärkt den Bodenkontakt. Mentale Energie, die sich bei geistiger und allgemeiner Anspannung leicht im Kopf- und Nackenbereich staut, wird dabei zur Erde hin abgeleitet.

Variation:

- Klopfe deinen Körper statt mit den Fäusten mit den flachen Händen ab.

Rhythmische Übungen (2)

In die Hände klatschen (2a)

- Klatsche ruhig und leicht etwa zwei bis drei Minuten lang in die Hände; finde dabei einen Rhythmus, der dir angenehm ist. Beobachte deinen Atem.
- Falls du eine Trommel hast, nimm sie zur Hand. Schlage mit der flachen Hand auf das »Trommelfell«, und zwar so lange, wie es dir angenehm ist.
- Beobachte anschließend deinen Atem.

Der Viererrhythmus (2b)

○ Setze dich auf einen Stuhl, und schlage mit beiden Händen gleichzeitig auf deine Knie (1), klatsche dann in die Hände (2), schnippe nun zuerst mit dem Daumen und Mittelfinger der linken Hand (3) und dann mit dem Daumen und Mittelfinger der rechten Hand (4).

Wenn wir uns entspannen möchten, so ist der erste hilfreiche Schritt auf dem Weg zu diesem Ziel, uns vorhandene Muskelverspannungen bewußt zu machen. Das erreichen wir am ehesten, wenn wir alle Muskelgruppen unseres Körpers nacheinander bewußt anspannen und wieder lösen.

Entspannung:

Die Fäuste ballen (3a)

Diese Vorübung soll dir zeigen, wie du Verspannungen für dich fühlbar machen kannst.

○ Balle kräftig deine Fäuste, während du einatmest. Löse deine Fäuste, während du ausatmest. Atme nun in der beschriebenen Weise zehn bis zwanzig Atemzüge.

○ Atme dann, nachdem du einige Male tief geseufzt hast, eine Grundsequenz.

Die Muskeln anspannen (3b)

○ Balle deine Fäuste, und spanne, während du einatmest, die Arm- und Schultermuskeln an. Löse die Spannung, sobald du wieder ausatmest. Wiederhole diese Übung mehrfach.

○ Spanne und löse jetzt in der beschriebenen Weise nacheinander sämtliche Muskelpartien deines Körpers.

Beginne mit deiner Gesichtsmuskulatur, und »arbeite« dich dann über den Nacken, die Schultern, die Arme, die Brust, den Bauch, den Rücken, das Gesäß und die Schenkel hinunter bis zu deinen Füßen. Lege nach jeder Teilübung eine Ruhepause ein.

Während dieser Übung wirst du feststellen, daß du nicht jede Muskelpartie so ohne weiteres anspannen kannst. Das ist jedoch im Augenblick relativ belanglos und wird sich im übrigen im Laufe der

Zeit ohnehin ändern, sobald du eine größere Kontrolle über deinen Körper erlangt hast. Konzentriere dich deswegen zunächst auf die Muskelpartien, die du ohne Schwierigkeiten anspannen und lösen kannst.

- Klopfe anschließend deinen Körper ab (Übung 1a dieses Kapitels). So bringst du eventuell noch blockierte Energie zum Strömen.
- Nimm jetzt den Meditationssitz (siehe Seite 57) oder den Hocksitz (siehe Abb. Seite 134, Übung 119) ein, und atme sehr sanft ein bis zwei Sequenzen. Verbinde diesen Vorgang mit der Vorstellung, daß bei jedem Ausatmen alle noch in deinem Körper verbliebenen mentalen, psychischen und physischen Verspannungen allmählich durch dein Becken und deine Beine in die Erde abgeleitet werden. Lege dich dann auf deine linke Seite. Ruhe so wenigstens fünf Minuten lang.

Schütteln (4)

Muskelverspannungen kannst du bis zu einem gewissen Grade dadurch lockern, daß du deinen Körper schüttelst oder ihn zittern und vibrieren läßt.

- Schüttle stehend deinen ganzen Körper aus. Schüttle ein bis zwei Minuten lang die Arme und Beine, den Kopf, die Schultern, den Rumpf.
- Nimm danach die Grundposition ein (Übung 8a dieses Kapitels).
- Laß nun von deinen Füßen und den Beinen ausgehend ein Zittern und Vibrieren entstehen, das allmählich deinen ganzen Körper erfaßt – Becken, Bauch, Rücken, Brust, Arme, Schultern, Nacken, Kopf –, und zwar so, daß schließlich alle deine Muskeln vibrieren.
- Laß nun das Zittern und Vibrieren abwechselnd an- und abschwellen. Nimm dir für diese Übung einige Minuten lang Zeit oder so lange, wie es dir angenehm ist.
- Nach Beendigung der Übung stehe eine Zeitlang still, und richte deine Aufmerksamkeit auf deinen Körper. Beobachte deinen Atemfluß und das Strömen der Energie in deinen Körper.
- Atme nun in einer dir angenehmen Position ein bis zwei Sequenzen.
- Ruhe abschließend wenigstens fünf bis zehn Minuten.

Liegend entspannen (5)

○ Breite eine feste Unterlage aus (zum Beispiel eine Yogamatte). Lege dich nun mit dem Rücken auf diese Unterlage, und richte deine Aufmerksamkeit auf die Punkte deines Körpers, die Bodenkontakt haben. Erspüre aufmerksam jeden einzelnen dieser Punkte. Wo berührt dein Kopf den Boden, wo die Schultern, die Arme, der Rücken und so fort? Nimm dir für diese Übung viel Zeit.

○ Sobald du diese Vorübung abgeschlossen hast, atmest du langsam und sehr bewußt eine Sequenz durch die Nase, während du gleichzeitig alle Auflagepunkte aufmerksam wahrnimmst.

○ Wiederhole diese Übung, und überlasse dich noch mehr als zuvor dem Untergrund, auf dem du liegst. Atme ganz sanft, und stell dir vor, daß der Atem aus der Erde in deinen Körper und von dort wieder zurück in die Erde fließt.

○ Laß alle Gedanken, die sich dir ungewollt aufdrängen, zwanglos vorbeiziehen, und richte deine entspannte Aufmerksamkeit voll auf deine Atmung.

○ Schließe die Übung in der orientalischen Gebetshaltung (siehe Abb. Seite 47, Übung Seite 45) ab. Atme in dieser Haltung eine Sequenz.

○ Ruhe abschließend wenigstens fünf bis zehn Minuten.

Variation:

○ Führe die Übung wie oben beschrieben in Bauch- oder Seitenlage aus.

Die Füße

Durch unsere Füße haben wir den häufigsten Kontakt mit der Erde. Dieser Kontakt ist meist jedoch nur ein mittelbarer, da unsere Füße aus naheliegenden Gründen fast immer in unseren Schuhen stecken. Dabei sind unsere Füße, und besonders die Fußsohlen, sehr sensible Organe, die von zahlreichen Nerven durchzogen werden und geradezu nach einem unmittelbaren Kontakt mit Naturboden (Sand, Gras, Moos) verlangen. Durch die Fußnerven und Reflexpunkte sind unsere Fußsohlen mit allen Organen unseres Körpers verbunden.

Stimulieren der Fußsohlen (6)

- Nimm ein Stück dickes Tau von zirka vier Zentimetern Durchmesser und etwa fünfzig Zentimetern Länge.
- Entledige dich deiner Schuhe und Strümpfe.
- Ertaste mit der Sohle des linken Fußes das Tau. Verstärke allmählich den Druck, den dein Fuß auf das Tau ausübt.
- Laß den Druck, den das Tau auf deine Fußsohle ausübt, zu. Laß deinen Atem sanft fließen, und atme in eventuell schmerzende Stellen hinein.
- Arbeite in dieser Weise langsam deinen Fuß von den Zehen bis zur Ferse durch. Nimm dir etwa zwei bis drei Minuten Zeit für jeden Fuß.
- Laß den Druck auf deinen Fuß nicht stärker werden, als dir angenehm ist, vermeide also ein Überstimulieren.
- Bevor du nun zum rechten Fuß übergehst, stelle dich mit beiden Füßen auf einen ebenen Grund. Welchen Unterschied nimmst du wahr?
- Atme dann in Grundposition wenigstens eine Sequenz, und stell dir dabei vor, du würdest durch die Fußsohlen ein- und ausatmen.
- Anstelle eines Seiles kannst du auch einen Tennisball, einen Besenstiel oder einen anderen dir geeignet erscheinenden Gegenstand wählen.
- Wann immer die Bodenverhältnisse und die Umstände es zulassen, gehe barfuß. Je nachdem ob du auf Sand, Kies oder Waldboden gehst, werden deine Fußsohlen in anderer Weise »massiert«. Sehr gut für das Allgemeinbefinden ist auch das von Sebastian Kneipp eingeführte Tautreten, dabei läuft man am frühen Morgen barfuß über eine taubenetzte Wiese. Kältereiz und Feuchtigkeit stimulieren zusätzlich die Energie des zweiten Chakras. Nach dem Tautreten empfehle ich dir, deine Füße warmzufrottieren.

Wirkung:
Über die an den Fußsohlen gelegenen Reflexpunkte werden alle inneren Organe angeregt. Die Fußsohlen werden sensibilisiert und der Bodenkontakt verbessert.

Fußmassage (7)
- ○ Umfasse etwas oberhalb des Fußgelenkes mit beiden Händen deinen linken Unterschenkel.
- ○ Drehe den Fuß langsam in beide Richtungen.
- ○ Lockere dann deinen Fuß durch Schütteln.
- ○ Knete ihn mit beiden Händen, und reibe ihn warm.
- ○ Massiere die Fußsohle und die Ferse mit beiden Daumen, anschließend mit Fingern und Daumen die Achillessehne und die Knöchel.
- ○ Massiere nun die Oberseite deines Fußes.
- ○ Drehe langsam und einfühlsam jede einzelne Zehe in beide Richtungen, und strecke sie, soweit dir das ohne Schwierigkeiten möglich ist.
- ○ Knete jetzt den Fuß nochmals systematisch durch, und streife ihn mit beiden Händen zu den Zehen hin ab.
- ○ Wechsle nun zum rechten Fuß, und massiere ihn in der gleichen Weise wie den linken.
- ○ Beobachte deinen Atem, während du deine Füße massierst.

Wirkung:
Die Fußmassage bewirkt eine allgemeine Belebung und Anregung der inneren Organe. Sie mindert Spannungskopfschmerzen, die auf geistige Überbeanspruchung zurückzuführen sind, denn sie leitet mentale Energie nach unten in die Füße und dann in die Erde.

Bodenkontakt

Die Schwerkraft der Erde hält uns am Boden und fesselt uns an den Grund. Sie gibt uns aber auch die für unser Sein und alle unsere Handlungen notwendige Unterstützung und Kraft.

Die Art und Weise, wie ein Mensch steht oder geht und wie er sich dabei aufrecht hält, gibt deutlich Auskunft darüber, wie sein Kontakt zur Erde ist. All dies zeigt, ob er der Kraft der Erde gewollt oder ungewollt entgegenarbeitet oder ob er sie für sich arbeiten läßt. Die Kraft und Tiefe unseres Atems ist untrennbar mit einem guten Bodenkontakt verbunden.

Übungen für guten Bodenkontakt (8)

Grundposition (8a)

- Du stehst aufrecht mit leicht gebeugten Knien, deine Füße sind schulterbreit voneinander entfernt und parallel zueinander (siehe Abb. Seite 47).
- Dein Gewicht hast du gleichmäßig auf beide Füße verteilt. In deiner Vorstellung verlegst du den Schwerpunkt deines Körpers in dein unteres Becken.
- Anschließend pendelst du dein Becken in der Mitte über dem angenommenen Schwerpunkt ein, das heißt dein Becken ist weder nach vorne noch nach hinten gekippt. Dein Bauch und dein Gesäß sind entspannt.
- Rücken, Hals und Kopf hältst du aufrecht, das Kinn ist deiner Brust ein wenig mehr angenähert als sonst, dein Scheitel ist der höchste Punkt. Entspanne deinen Nacken.
- Stell dir jetzt vor, daß vom Mittelpunkt der Erde ein Band durch dein Rückgrat bis zum Scheitel und darüber hinaus verläuft, das dich geraderichtet und aufrechthält, ohne daß du selbst Mühe aufwenden mußt.
- Richte nun deine Aufmerksamkeit auf deine Beine und Füße, und atme ganz entspannt eine Sequenz in Bauch und unteres Becken.

Wirkung:

Diese Stellung ist Grundposition vieler asiatischer Kampfsportarten. Sie ermöglicht einen optimalen Bodenkontakt und lädt den Körper mit Erdkraft auf; sie entspannt und gibt Kraft.

Stampfen (8b)

Wenn wir mit den Füßen auf den Boden stampfen, so drücken wir damit aus: Hier bin ich, ich habe ein Recht, hier an diesem Platz zu sein.

- ○ Stampfe eine Zeitlang wechselweise mit beiden Füßen auf den Boden auf, so als würdest du langsam laufen und dabei eine ansehnliche Last auf dem Rücken tragen.
- ○ Atme jedesmal aus, wenn ein Fuß auf dem Boden aufsetzt.
- ○ Wieder in Ruhestellung beobachte deinen Atem und den Energiestrom, der in deinem Körper kreist.
- ○ Atme dann in der Grundposition eine Sequenz. Stell dir dabei vor, daß du durch die Fußsohlen ein- und ausatmest.

Springen (8c)

- ○ Nimm die Grundposition ein, und stelle guten Bodenkontakt her.
- ○ Springe mit beiden Füßen gleichzeitig. Beim Absprung bleiben deine Fußsohlen parallel zum Boden, auch setzt du mit beiden Fußsohlen wieder voll auf, während du gleichzeitig ausatmest.
- ○ Bei dieser Übung kommt es weniger auf Sprunghöhe oder die aufgewendete Kraft an, sondern darauf, daß du in deiner Vorstellung, selbst im Augenblick, in dem du von der Erde »abgehoben« bist, noch Bodenkontakt hältst.
- ○ Hebe zuerst nur wenig vom Boden ab (zwei bis drei Zentimeter), dann ein wenig mehr (etwa fünf bis zehn Zentimeter).
- ○ Sobald du dich wieder in der Ruhestellung befindest, beobachte deinen Atem, und atme dann eine Sequenz in Grundposition (Übung 8a dieses Kapitels).

Wirkung:

Beide Übungen bringen dich in Kontakt mit deiner Kraft. Sie beleben und machen aktiv.

Gehen (8d)

Langsames Gehen, verbunden mit einer ruhigen und rhythmischen Atmung, wirkt kräftigend und harmonisierend auf den ganzen Körper; es erdet den Körper, die Psyche und den Verstand. Ein Schüler von Gia Fu Feng, eines Tai-Chi-Meisters, berichtete mir, daß dieser täglich drei Stunden langsam und bewußt gehend unterwegs gewesen sei. Gia Fu Feng nannte das bewußte Gehen »seine Grundübung«, ohne die er Tai Chi nicht wirklich praktizieren und lehren könne.

- Nimm die Grundposition ein, und beginne, aus dieser Haltung heraus sehr langsam und gelöst zu gehen (siehe Abb. Seite 47). Richte deine ganze Aufmerksamkeit auf den Kontakt, den deine Fußsohlen mit dem Boden haben. Koordiniere deine Atmung mit der Bewegung.
- Nach einer Pause gehe so schnell oder langsam, wie du dich gewöhnlich fortbewegst, und wende die Erfahrungen an, die du zuvor beim langsamen Gehen gesammelt hast.

Der Berg (8e)

- Stell dich breitbeinig hin, mit aufrechtem Rückgrat, geradeausschauend und so, daß deine Fersen etwa sechzig Zentimeter auseinander sind und die Fußspitzen ungefähr 45 Grad nach außen weisen.
- Dein Gewicht ist auf beide Füße gleich verteilt, und deine Fußsohlen sind gleichmäßig belastet.
- Beuge nun dein Knie etwas stärker als für die Grundposition. Lege deine Handflächen entspannt auf deine Oberschenkel, und richte deinen Blick »passiv« auf einen in Augenhöhe befindlichen, etwa drei bis sechs Meter von dir entfernten Punkt.
- Richte jetzt deine gesamte Aufmerksamkeit auf deine Beine und Füße, und laß in dir das Bild eines mächtigen Berges entstehen. Werde zu diesem Berg.
- Verharre anschließend zwei bis drei Minuten oder – wenn du möchtest – auch länger in dieser Position. Beobachte deinen Atem, und lenke ihn in dein unteres Becken.
- Nimm abschließend die Grundposition ein, und atme eine Sequenz.

Wirkung:

Diese Übung verbindet sich mit der Kraft der Erde. Sie zentriert dich und weckt in dir ein Gefühl selbstverständlicher (erdhafter) Ruhe, Sicherheit und Unerschütterlichkeit.

Steißbein und Beckenboden

Steißbein und Beckenboden sind die Bereiche unseres Körpers, die dem ersten Chakra am nächsten sind. Im Meditationssitz (Lotussitz) oder abgewandelten Sitzhaltungen haben Beckenboden und Steißbein direkte Berührung mit dem Untergrund. Wenn wir in dieser Position atmen, sind wir in besonders engem Kontakt sowohl mit dem ersten als auch mit dem zweiten Chakra, das heißt, in dieser Haltung sind wir innerlich gesammelt – zentriert – und haben guten Erdkontakt.

Wie du eine aufrechte Haltung im Sitzen finden kannst, habe ich bereits im Kapitel »Körperhaltung« ausführlich beschrieben. An dieser Stelle möchte ich dir jedoch noch zwei weitere Übungen für das Atmen im Sitzen anbieten, die dich in besonderem Maße mit der Energie des ersten Chakras in Kontakt bringen.

Auf dem Steißbein sitzend atmen (9)

- ○ Setze dich mit angezogenen Knien auf eine feste Unterlage, und stelle die Fußsohlen flach auf den Boden.
- ○ Schaukle nun ganz leicht vor und zurück, bis du dein Steißbein gut fühlst.
- ○ Stütze dich hinten seitlich mit den Händen ab. Achte jedoch darauf, daß deine Finger in Richtung auf deine Füße weisen, deine Ellbogen leicht gebeugt sind und dein Hals nicht zwischen die Schultern sackt. Hebe nun dein Becken ein bis zwei Zentimeter vom Boden ab, und laß es dann – allerdings nicht zu heftig – auf den Boden zurückfallen. Wiederhole diesen Übungsteil 5 bis 15 mal.
- ○ Sobald du ein warmes Strömen spürst, atmest du im Schneidersitz oder auf Knien sitzend eine oder mehrere Sequenzen oder so viele, wie dir angenehm sind.

Bequem nach vorn gebeugt atmen (10)

- ○ Nimm die oben beschriebene Haltung ein.
- ○ Schaukle nun auf deinen Sitzbeinen etwa 10 mal vor und zurück.
- ○ Lehne dich dann locker nach vorne, und umfasse deine Füße mit den Händen.
- ○ Atme nun, solange es dir angenehm ist.

Der Rücken

Wirbelsäule und Stützmuskulatur halten uns gegen die Schwerkraft aufrecht. Stärke und Beweglichkeit unseres Rückgrates bestimmen darüber, wie wir unsere Körperkraft in Handlungen umsetzen können, denn unser Rücken repräsentiert die Kraft unserer Persönlichkeit. Von einem Menschen, dem es an Selbstvertrauen fehlt oder der beeinflußbar und wankelmütig ist, sagt man ja, er habe kein Rückgrat.

Rückenleiden können viele Ursachen haben; meistens sind sie jedoch psychisch bedingt. Sie sind oft ein Ausdruck der Überforderung, zeigen, daß ein Mensch selbst in aussichtslosen Situationen noch meint, durchhalten zu müssen, daß es ihm an Unterstützung fehlt oder daß er unter dem Zwang steht, immer alles selbst tun zu müssen.

Die Übungen, die ich dir jetzt vorstelle, verringern Energieblockaden im Rückgrat, kräftigen den Rücken, lindern Verspannungen und verstärken den Kontakt zur Erde. Sie gewährleisten, daß du während des Atmens in engem Kontakt mit der Energie des ersten Chakras bleibst. (Siehe dazu auch die Übungen S. 107 bis 116.)

In den Rücken atmen(11)

- ○ Stimuliere deinen Rücken wie in Übung 13c des zweiten Kapitels beschrieben. Mache dabei zwischen den Teilschritten der Übung ausreichende Pausen. Ruhe anschließend wenigstens zwei Minuten.
- ○ Nimm nun die orientalische Gebetshaltung (siehe Kapitel 2, Übung 9) (Abb. Seite 47) ein. Achte jedoch darauf, daß dein Nacken, deine Arme und deine Schultern locker und entspannt sind und daß du im Bauchbereich nicht eingeengt bist.

- ○ Atme dann in deinen Rücken. Stell dir dabei vor, daß dein Rücken bei jedem Einatmen größer wird und bei jedem Ausatmen wieder seine ursprüngliche Form annimmt.
- ○ Laß deinen Rücken warm werden, atme so lange, wie es dir angenehm ist.
- ○ Strecke und dehne dich dann, und schließe die Übung mit einer Fußmassage ab (siehe dazu Seite 113).

Hocksitz (12)

In vielen außereuropäischen Kulturen verrichten die Menschen ihre tägliche Arbeit statt auf dem Stuhl sitzend, im Hocksitz. Dieser Sitz entlastet das Rückgrat, hält das Becken (unseren Vitalbereich) beweglich und bewahrt uns wegen des guten Bodenkontaktes vor Ermüdung. Dazu gibt der Hocksitz ein Gefühl elementarer Sicherheit, denn er ist beinahe identisch mit der Haltung, in der wir die letzten Monate im Mutterleib verbracht haben. Bei kleineren Kindern ist er bevorzugter Sitz beim Spiel.

Der Hocksitz stimuliert die Energie sowohl des ersten als auch des zweiten Chakras.

Wir sehen daraus wieder, daß ein und dieselbe Übung die Energie zweier Chakras anregen kann. Genau besehen werden bei einer Übung immer alle anderen Chakras mit angeregt. Deshalb gibt die Zuordnung einer Übung zu einem bestimmten Chakra, wie ich sie hier in diesem Buch vornehme, nur Auskunft über ihre wichtigste Wirkungsrichtung.

- ○ Setze dich in die Hocke, wobei du zwischen beiden Fersen etwa 40 Zentimeter Raum läßt. Deine Füße stehen parallel zueinander oder sind um etwa fünfundvierzig Grad nach außen gerichtet.
- ○ Balanciere dein Gewicht nun so aus, daß es gleichmäßig auf beide Beine verteilt ist. Deine Fußsohlen stehen flach auf dem Boden.
- ○ Dein Rumpf »sitzt« locker zwischen den Beinen, Rückgrat, Hals und Kopf hältst du so aufrecht wie möglich, ohne sie dabei zu verspannen.
- ○ Deine Arme liegen locker auf deinen Knien, oder sie hängen entspannt zwischen oder neben deinen Knien herab. Du kannst sie

aber auch auf den Knien verschränkt halten oder deine Fingerspitzen leicht zusammenführen. Probiere die für dich bequemste Armhaltung aus.

- ○ Wichtig ist bei dieser Übung, daß du wirklich angenehm und entspannt sitzt. Falls du zunächst immer wieder nach hinten kippst, kannst du dir auch ein Buch unter die Fersen legen oder Unterstützung durch eine Wand suchen, an die du dich anlehnst.
- ○ Atme nun eine Sequenz; dein Atem wird dabei von ganz allein in den richtigen Körperbereich strömen.

Für mich ist der Hocksitz eine sehr wichtige Position beim Atmen. Wenn du ihn angenehm findest, empfehle ich dir, ihn über einen längeren Zeitraum (z. B. eine Woche, vier Wochen, ein halbes Jahr) täglich für einige Minuten beim Atmen einzunehmen.

7

Der Ausstrahlungsbereich des zweiten Energiezentrums

In Höhe des Sakrums oder Kreuzbeines liegt das zweite Chakra. Es ist der Ursprung unserer vitalen Lebensimpulse und der Lebenskraft, deren äußere Ausdrucksformen unsere Vitalität und unsere Sexualkraft sind. Dem Svadhisthana-Chakra zugeordnet sind alle vitalen Lebensfunktionen unseres Körpers, etwa der Blutkreislauf, der Lymphfluß, der Flüssigkeitsaustausch innerhalb der Zellen, unsere Nerventätigkeit und unsere Atmung.

In allen vitalen Funktionen unseres Körpers finden wir Charakteristika des flüssigen Elements, denn das *Element Wasser* ist das Seinsprinzip dieses Zentrums. Wichtige Merkmale des flüssigen Elementes sind seine rhythmische, wellenförmige Bewegung, seine Fähigkeit zu fließen und zu strömen, die ihm innewohnende Tendenz, jede beliebige Form anzunehmen und ursprünglich voneinander getrennte Bereiche miteinander zu verbinden. Hinzu kommt noch sein Vermögen, Substanzen, etwa Minerale, in sich aufzunehmen, Schwebestoffe zu transportieren. So können – denken wir an den Blutkreislauf – bestimmte Stoffe zu ihren jeweiligen Zielorganen befördert oder von dort fortgebracht und ausgetauscht werden, was reinigend wirkt.

Die unmittelbaren Ausstrahlungsbereiche des Svadhisthana sind das Becken und der untere Bauch. Sie werden deshalb in den nachfolgenden Übungen eine besondere Rolle spielen. Das Seinsprinzip macht deutlich, daß das Svadhisthana auf das Befinden unseres Gesamtorganismus einen ähnlich starken Einfluß ausübt, wie wir ihn bereits zuvor im Zusammenhang mit dem Basis-Chakra festgestellt haben. Die Kraft des Wasser-Tattvas ist überall in uns anwesend, in unserem Organismus und seinen Funktionen ebenso wie in unserer Persönlichkeit.

In welchem Ausmaß die Energie des Svadhisthana in einem Menschen wirksam ist, zeigt sich unter anderem an dem Grad seiner Lebendigkeit, an seiner Vitalität, an der Beweglichkeit seines Denkens, dem Strömen seiner Gefühle, der Geschmeidigkeit seiner Bewegungen, der »Biegsamkeit« seines Körpers, der Selbstverständlichkeit, mit der er Kontakt zu anderen Menschen aufnimmt, und schließlich in seiner Fähigkeit, das elementare Bedürfnis nach Nähe zu äußern und zu befriedigen.

Körperliche Symptome wie: Durchblutungsstörungen, allgemeine Schlaffheit, mangelnde Beweglichkeit des Beckens oder anderer Körperpartien und eine schwache, stockende Atmung weisen darauf hin, daß in einem Menschen die Lebensenergie nicht frei fließen und deshalb ihre Verbindung schaffende Aufgabe nicht voll entfalten kann. Verbindung schaffen ist jedoch gleichbedeutend mit Leben schaffen, mit Lebendigkeit und dem, was wir Gesundheit nennen.

Die Erfahrung elementarer Verbundenheit mit anderen ist aber auch für unsere psychische Gesundheit von entscheidender Bedeutung. Ich möchte auf diesen Sachverhalt hier näher eingehen, weil wir beobachten können, daß Personen, die Schwierigkeiten haben, Verbundenheit und Nähe mit anderen Menschen zu erleben, auch Schwierigkeiten haben, sich ihrem Atem zu überlassen. In beiden Fällen geht es um Vertrauen – im einen, sich einem Menschen anzuvertrauen, und im anderen, sich der vitalen Funktion des Atems zu überlassen.

Was das Vertrauen anbelangt, das wir der Welt insgesamt und unseren Mitmenschen im besonderen entgegenbringen, so hat jeder von uns eine eigene Entwicklungsgeschichte, die mit seiner Geburt beginnt. Mit der Geburt nämlich müssen wir eine umwälzende Veränderung hinnehmen und verarbeiten. Vor der Geburt sind wir eins mit unserer Mutter: Wir atmen durch sie, wir werden durch sie ernährt, wir spüren jede ihrer Bewegungen, wir hören ihr Herz schlagen und haben – über den Hormonhaushalt und die Körperchemie – auch Teil an ihren Freuden und Nöten. Im Augenblick der Geburt indessen bricht die Einheit auseinander. Dieser Vorgang ist naturgegeben, er ist die notwendige Voraussetzung für unseren Eintritt in das Leben auf der Erde. Doch gehen mit ihm so gewaltige Erschütterungen unseres Urvertrauens einher, daß wir uns von deren Ausmaß im nachhinein kaum mehr eine angemessene Vorstellung machen können. Seitdem haben wir nichts erlebt, was mit der Erschütterung dieses Ereignisses vergleichbar wäre.

Unsere Geburt bedeutet einen Bruch mit allem, was uns bis dahin vertraut gewesen ist. Die Verunsicherung, die diese Erfahrung für uns bedeutet, haben wir nie wirklich vergessen. Nach der Geburt tritt an die Stelle der ursprünglichen Symbiose mit unserer Mutter nun die soziale Beziehung zu ihr. So entwickelt sich eine neue Bindung, deren Qualität prägend ist für alle zukünftigen Beziehungen, die wir mit anderen Menschen eingehen. Aus dieser neuen Verbindung geht, wenn sie befriedigend verläuft, das hervor, was man im psychologischen Sprachgebrauch als *Basis-* oder *Urvertrauen* bezeichnet. In unserem späteren Leben findet dieses Urvertrauen seinen Ausdruck in unserem Selbstvertrauen, in dem Vertrauen, das wir anderen Mitmenschen entgegenbringen, der Fähigkeit, mit anderen eine enge Verbindung einzugehen, und der Fähigkeit, die Welt mit allem, was sie bereithält, vertrauensvoll anzunehmen. Basisvertrauen wächst aus einer befriedigenden Erfahrung von Verbundenheit und Geborgenheit, die für ein Kleinkind konkret Schutz, Nahrung, Nähe, Hautkontakt und Zuwendung bedeutet.

Warum ist Basisvertrauen so wichtig? Basisvertrauen ist begleitet von dem Bewußtsein, daß die Erde ein sicherer Ort ist, an dem wir ohne Bedrohung leben und unser Potential lustvoll entfalten können. Ohne ein stabiles Basisvertrauen ist jeder andere für uns ein Gegner, der unter allen Umständen bezwungen werden muß, damit er uns nicht verletzt. Ohne Basisvertrauen wird die Erde zum feindlichen Platz, der beherrscht, in Besitz genommen und ausgebeutet werden muß, damit wir überleben. Ohne Basisvertrauen verkümmern wir, wir verdorren, uns fehlt »das Wasser des Lebens«, der nährende und verbindende Strom zum anderen und zur Welt. Der holländische Psychologe Ad Stemerding begründet das so: »Vertrauen ist eine fundamentale Seinserfahrung, die uns fähig macht, uns mit anderen verbunden zu fühlen. Vertrauen ermöglicht es uns, aus unserer Isolation auszubrechen und unseren eigenen inneren Reichtum mit anderen zu teilen.«

Basisvertrauen entwickeln wir in der Beziehung zu den Eltern oder

Personen, die Elternfunktion einnehmen. Mangelnde Erfahrung echter Verbundenheit in unserer frühen Entwicklung hinterläßt tiefe Wunden und Verletzungen, führt zu gebrochenem Selbstvertrauen, Gefühlen von Minderwertigkeit und Wertlosigkeit, zu Gefühlskälte und zu tief sitzendem Mißtrauen gegenüber anderen Menschen und der Welt. Basisvertrauen ist somit die Voraussetzung für eine volle Entwicklung unserer Person und eine wichtige Qualität der zweiten Chakra-Energie.

Die Energie des zweiten Chakras symbolisiert aber auch die Polarität Mann/Frau. Einer ihrer Ausdrucksformen, der Sexualität, wird gegenwärtig für das Verhältnis zwischen den Geschlechtern eine sehr große Bedeutung beigemessen.

Sexualität kann nicht wirklich in die Person integriert werden, wenn eine vertrauensvolle Nähe zum Partner fehlt. Sexualität für sich genommen schafft diese Nähe nicht. Der Analytiker Daniel Casriel stellt sogar fest, daß Sexualität häufig dazu benutzt wird, um wirkliche Nähe zum anderen Partner zu vermeiden. An die Stelle vertrauensvoller Hingabe tritt dabei die *Aktivität* des sexuellen Beisammenseins. Dadurch wird eine Art innerer Abstand zum anderen geschaffen, der verhindern soll, daß schmerzliche Erinnerungen an Erfahrungen mangelnder Nähe in der Vergangenheit erneut ins Bewußtsein treten.

Wenn eine Verbindung zwischen Mann und Frau legalisiert wird, nennen wir das *Trauen.* Trauen und Vertrauen, das ist das wesentliche Thema, um das es in jeder Beziehung zwischen Mann und Frau geht. Der Weg zurück zu Vertrauen ist uns möglich, wenn wir die unterbrochene Verbindungen nach innen, zu uns selbst, und nach außen zur Welt und zu anderen Menschen wiederherstellen und dadurch die Isolation überwinden. Wir beleben dadurch neu, wovon wir abgetrennt sind. Dieser Weg kann sehr schmerzlich sein und daher in vielen Fällen die kompetente Unterstützung durch einen Therapeuten erfordern, denn er führt uns zurück zu Ereignissen, die meist in der frühen Kindheit liegen, in denen Vertrauen gebrochen wurde. Doch nur die Aufdeckung der ursprünglichen Verletzungen führt zu Heilung.

Ein solcher Weg zurück zu Vertrauen verbindet uns neu mit dem Lebensstrom und einem Neubeleben dessen, wovon wir abgeschnitten sind. Ein Wiederverbinden mit dem Lebensstrom geschieht exemplarisch durch Atmen. Das kann jeder erfahren, der für einige Minuten bewußt und entspannt atmet. Denn, wann immer wir bewußt atmen, sind wir mit der Energie des zweiten Chakras in der direktesten Form in Kontakt, die uns überhaupt möglich ist. Durch bewußtes Atmen erhöhen wir also nicht nur spürbar die Vitalität unseres Körpers, sondern wir verbinden uns unmittelbar mit dem lebendigen Reichtum in uns und um uns und setzen so einen umfassenden Heilungsprozeß in Gang.

Die Wirkung des Atmens ist immer dann besonders intensiv, wenn wir tief in unser Becken – also in den Bereich des Sakralchakras – atmen. In alten chinesischen Atemanleitungen ist deshalb die Rede davon, daß der Atem bis hinunter zum Wasser – gemeint ist zur Blase – zu führen sei. Leider ist in unserem Kulturkreis, nicht zuletzt bedingt durch die Mode (Gürtel, enge Hosen), die Beckenatmung wenig entwickelt. Deshalb findest du unter den folgenden Übungen einige, die Becken- und Bauchbereich besonders aktivieren und ein Hinunterführen des Atems in das Becken erleichtern.

DIE ZWEITE CHAKRA-ENERGIE IN STICHWORTEN:

- *Lage:* auf der Höhe des Sakrums
- *Element:* Wasser
- *Wasser repräsentiert als Element:*
  das Flüssige
  Fließen, Strömen, fließend, rhythmische Bewegung
  Anpassungsfähigkeit, Aufnahmefähigkeit
  Austausch, Reinigung
- *Wasser repräsentiert auf der Körperebene:*
  vitale Energie
  vitale Lebensfunktionen des Körpers
  Körperflüssigkeiten, Säftehaushalt
  Vitalität, Sexualität, elementare Lebenskraft
  Polarität (bzw. Körpergleichgewicht) vorne/hinten
- *Wasser repräsentiert auf der psychischen Ebene:*
  Polarität Mann/Frau
  Mutterschaft, Geburt
  elementare Verbundenheit
  Nähe, Geborgenheit
  Vertrauen, Selbstvertrauen

MÖGLICHE HINWEISE AUF MANGELNDES STRÖMEN DER ZWEITEN CHAKRA-ENERGIE:

- Flache Atmung
- Störung vitaler Körperfunktionen wie Nervenkrankheiten, Durchblutungsstörungen
- Mangelnde Vitalität und Antriebskraft
- Depressionen
- Mißtrauen als Grundhaltung

ÜBUNGEN ZUM AUSSTRAHLUNGSBEREICH DES ZWEITEN ENERGIEZENTRUMS

Vitale Energie

In diesem Abschnitt habe ich Übungen zusammengestellt, die die vitale Energie besonders anregen. Achte bei allen Übungen auf guten Bodenkontakt, denn vitale Energie kann nur dann fließen, wenn du gut geerdet bist, ähnlich wie bei einer Pflanze, die nur dann ausreichend mit Saft versorgt wird, wenn sie fest und tief Wurzeln geschlagen hat.

In meiner therapeutischen Arbeit habe ich immer wieder beobachten können, daß die Bewegungsfreiheit des Beckens bei den meisten Menschen stärker eingeschränkt ist als in anderen Körperbereichen. Da eine eingeschränkte Beweglichkeit des Beckens das Strömen der vitalen Energie jedoch ganz entscheidend hemmt, stelle ich Lockerungsübungen für das Becken an den Anfang dieser Übungsreihe.

Beckenkreisen (1a)

- ○ Nimm die Grundposition (6. Kapitel, Übung 8a) ein.
- ○ Drehe nun dein Becken zunächst gegen den Uhrzeigersinn. Deinen Oberkörper hältst du dabei aufrecht und bewegst ihn nicht mit. Die Schultern bleiben ruhig und entspannt.
- ○ Drehe jetzt dein Becken in entgegengesetzter Richtung – also im Uhrzeigersinn.
- ○ Laß den Kreis, den dein Becken beschreibt, abwechselnd weiter und enger werden. Experimentiere mit den Drehbewegungen.
- ○ Wähle nun unterschiedliche »Drehgeschwindigkeiten«, und koordiniere deine Atmung mit dem Rhythmus der Bewegung.
- ○ Laß die Drehung schließlich ganz eng und langsam werden; tue das sehr bewußt, denn dies ist der wichtigste Teil der Übung. Atme in jeden Muskel, der beansprucht wird.
- ○ Nimm anschließend die Grundposition ein, und atme eine oder mehrere Sequenzen.
- ○ Ruhe dann auf der linken Seite liegend einige Minuten.

Das Becken kippen (1b)

Unsere Körpervorderseite repräsentiert unsere Hingabefähigkeit; sie ist unsere »zarte« Seite und bringt unser Vermögen zum Ausdruck, von anderen etwas anzunehmen. Unsere Körperrückseite hingegen steht für unsere Kraft und für unsere Fähigkeit, für uns selbst einzustehen, und für unsere Bereitschaft zu geben.

Durch diese Übung kommst du in Kontakt mit der »verletzlichen« und der »starken« Seite in dir.

- Nimm zunächst die Grundposition (6. Kapitel, Übung 8a) ein.
- Kippe nun dein Becken 5 bis 10 mal vor und zurück. Wo liegen die Grenzen deiner Beweglichkeit?
- Bewege anschließend dein Becken etwa fünf- bis zehnmal fließend vor und zurück.
- Führe diesen Übungsteil jetzt in verschiedenen Geschwindigkeiten aus.
- Koordiniere deinen Atem mit der Bewegung.
  Atme ein, wenn du dein Becken nach hinten kippst, und aus, wenn du dein Becken nach vorne kippst.
- Wechsle: atme aus, wenn du dein Becken nach hinten kippst, und ein, wenn du dein Becken nach vorne kippst.
  Wann hat deine Bewegung die meiste Kraft: wenn du sie mit dem Ein- oder wenn du sie mit dem Ausatmen verbindest?
- Laß deine Bewegungen schließlich ganz sanft, »klein« und langsam werden. Spüre in jeden einzelnen Muskel hinein.
- Koordiniere auch hierbei deine Bewegungen mit dem Atem.
- Atme abschließend eine oder mehrere Sequenzen in Grundposition.
- Ruhe dann auf der linken Seite liegend mehrere Minuten.

Der Bauchtanz (1c)

Der ursprüngliche Sinn des Bauchtanzes ist wenig bekannt. Tanzende Frauen drehen, schütteln und lockern ihr Becken und unterstützen durch die dabei freiwerdende Energie eine gebärende Frau, ihr Becken locker zu halten.

- Kombiniere die Beckenbewegungen von Übung 1a und 1b so, daß die Dreh- und Kippbewegungen deines Beckens fließend ineinander übergehen.

- Laß dein Becken nun in beide Richtungen kreisen, mal schneller, mal langsamer, nun einen ausgreifenden, dann einen engeren Kreis beschreibend.
- Beobachte währenddessen deinen Atem.
- Sobald du mit den Bewegungsabläufen vertraut bist, führe mit deinem Steißbein eine Schüttelbewegung aus, etwa so, wie es Enten mit ihrem Schwanz tun.
- Experimentiere eine Zeitlang mit dem Beckenschütteln. Laß dabei deinen Atem entspannt fließen.
- Kombiniere die in Übung 1a und 1b beschriebenen Bewebungsabläufe mit dem Beckenschütteln – und beobachte dabei deinen Atem.
- Atme dann in der Grundposition (6. Kapitel, Übung 8a) eine oder mehrere Sequenzen.
- Ruhe anschließend einige Minuten in bequemer Lage.

Aktivieren des Beckens (2)

Stimulieren des Kreuzbeines (2a)

- Wähle eine gepolsterte, jedoch feste Unterlage, und lege dich auf den Rücken. Deine Beine sind aufgestellt und die Fußsohlen etwa 20 cm voneinander entfernt, flach auf dem Grund. Deine Arme liegen entspannt links und rechts von deinem Rumpf.
- Entspanne jetzt deinen Rücken, und spüre in die Punkte hinein, mit denen dein Körper auf dem Boden aufliegt.
- Hebe dein Becken um rund 5 bis 10 cm an – dein übriger Rücken behält währenddessen weiterhin Bodenkontakt – dann laß es zurück auf den Boden fallen.
- Wiederhole diese Bewegung, und laß sie anschließend immer schneller werden, zum Schluß so schnell, wie es dir nur möglich ist.
- Halte dann plötzlich inne, beobachte den Energiestrom in deinem Körper und gleichzeitig deinen Atem.
- Atme abschließend in Rückenlage eine Grundsequenz. Lenke dabei deinen Atem in den Kreuzbeinbereich.

Wirkung:

Diese Übung stimuliert die Energie des ersten und des zweiten Chakras. Sie verstärkt den Bodenkontakt und vitalisiert.

Beckenrollen (2b)

- Nimm die Rückenlage ein wie in Übung 2a beschrieben.
- Rufe dir die fließende Kippbewegung des Beckens der Übung 1b aus Kapitel 7 ins Gedächtnis.
- Rolle dann analog zu dieser Kippbewegung dein Becken auf dem Boden ganz bewußt vor und zurück.
- Variiere anschließend die Geschwindigkeit und den »Ausschlag« der Bewegung, koordiniere deinen Atem mit der Bewegung.
- Rolle schließlich dein Becken sehr langsam und sanft etwa eine Minute lang. Ruhe anschließend ein bis zwei Minuten.
- Wiederhole nun nochmals die langsame Rollbewegung deines Bekkens, und atme danach eine Grundsequenz.
- Ruhe abschließend, solange du möchtest.

Wirkung:

Die Übung vitalisiert und bringt die Energie der Körpervorder- und der Körperrückseite in Balance.

Fußkippen (2c)

- Nimm die Rückenlage ein; deine leicht gespreitzten Beine sind ausgestreckt, deine Füße kippen locker nach außen.
- Während du nun einatmest, bewegst du deine Füße in eine aufrechte Position, das heißt, deine Fußspitzen weisen senkrecht nach oben. Beim Ausatmen läßt du dann deine Fußspitzen wieder nach außen in ihre ursprüngliche Position zurücksacken.
- Kehre jetzt die Atembewegung um, das heißt, du atmest ein, wenn die Fußspitzen nach außen kippen, und du atmest aus, während du die Fußspitzen wieder nach oben bewegst.
- Nimm dir für die Übung ausreichend Zeit – etwa drei Minuten –, und atme verbunden und fließend eine oder mehrere Sequenzen tief in dein Becken.

Kippen der Schenkel (2d)

- ○ Nimm die Rückenlage ein wie vorher in Übung 2a beschrieben.
- ○ Laß nun, während du ausatmest, für etwa zwei Minuten, langsam und sanft, deine Knie nach außen sinken, und hebe sie wieder an, wenn du einatmest.
- ○ Kehre dann die Atembewegung um, das heißt, du atmest aus, wenn du deine Knie anhebst, und ein, wenn deine Knie nach außen sakken.
  Wie ist der Unterschied für dich?

Wirkung:

Die Übungen 2c und 2d bringen die Energie des zweiten Chakras sanft zum Fließen und wirken allgemein vitalisierend.

Beide Übungen können ebenso wie die Übung 2b auch im Bett ausgeführt werden. Sie sind daher – bei entsprechender zeitlicher Beschränkung von ein bis drei Minuten mehrmals täglich – für Genesende sehr geeignet. Nimm jedoch auf jeden Fall zuvor Rücksprache mit deinem Arzt.

Öffnen des Beckens (2e)

- ○ Setze dich aufrecht hin, und umfasse mit beiden Händen deine Füße, die sich mit den Fußsohlen berühren. Deine Knie »fallen« locker nach außen.
- ○ Atme nun sanft und fließend, und laß bei jedem Ausatmen deine Knie weiter nach außen sacken. Es kommt nicht so sehr darauf an, daß deine Knie auch tatsächlich weit nach unten sinken, viel wichtiger ist, daß dies in deiner Vorstellung geschieht und du dich in dieses Vorstellungsbild so gut wie irgend möglich entspannst.
  Wegen der Gefahr von Zerrungen wippe jedoch mit deinen Knien nicht auf und ab, wie das in manchen Fitneß-Programmen empfohlen wird.
- ○ Atme anschließend im Lotussitz oder in der Hocke wenigstens eine Sequenz.

Wirkung:
Diese Übung wirkt vitalisierend.

In das Kreuzbein atmen (2f)

- ○ Nimm die Grundposition ein (6. Kapitel, Übung 8a).
- ○ Laß deinen Oberkörper locker nach vorne sacken und deine Arme gelöst herabhängen.
- ○ Atme nun in dein Kreuzbein. Falls es dir schwerfällt, dorthin zu atmen, so empfehle ich dir als Vorbereitung die eben beschriebene Übung 2a.
- ○ Anschließend richte dich langsam wieder auf, und zwar so, als würdest du jeden einzelnen Wirbel vom Kreuzbein ausgehend wieder aufeinandersetzen.
- ○ Spüre in Grundposition der Wirkung nach, und atme entspannt eine oder mehrere Sequenzen.

Wirkung:
Diese Übung wirkt allgemein aktivierend und vitalisierend. Sie stimuliert neben dem zweiten auch das erste Chakra.

Sicherheit und Vertrauen

In Fötushaltung atmen (3)

- ○ Stimuliere dein Steißbein wie in Übung 1 dieses Kapitels beschrieben. Auf diese Weise aktivierst du vor Beginn der eigentlichen Übung die Energie des ersten Chakras.
- ○ Atme nun in Fötushaltung, Kapitel 2, Übung 9 (siehe Abb. Seite 46), auf der linken Seite liegend, tief hinunter in dein Becken, solange es dir angenehm ist.
- ○ Ruhe anschließend mindestens fünf Minuten.
- ○ Verweile, bevor du dich wieder erhebst, eine Zeitlang in der orientalischen Gebetshaltung, Kapitel 2, Übung 9 (siehe Abb. Seite 47).

Nabelatmen (4a)

- ○ Lege dich auf den Bauch, wobei deine Arme locker seitlich am Rumpf liegen.
- ○ Halte engen Kontakt zwischen deinem Nabel und der Erde.
- ○ Stelle dir dabei vor, du seist durch eine Nabelschnur mit dem Mittelpunkt der Erde verbunden.
- ○ Atme unter Beibehaltung dieses Vorstellungsbildes, solange es dir angenehm ist.
- ○ Ruhe dann eine Zeitlang, und nimm die orientalische Gebetshaltung (siehe Abb. Seite 47) ein, bevor du dich wieder erhebst.

Variation:

- ○ Nimm die in Übung 4a beschriebene Haltung ein.
- ○ Lege nun jedoch deinen Kopf auf deine Hände.
- ○ Behalte ansonsten die in Übung 4a beschriebene Haltung bei, und führe die Übung wie oben beschrieben aus.

Hingabe an die Mutter Erde (4b)

- ○ Diese Übung (siehe Abb. Seite 134) ist ebenfalls eine Variation der Übung 4a.
- ○ Verändere deine Bauchlage so, daß deine Stirn den Boden berührt und deine Hände in Nabelhöhe auf deinem Rücken zu liegen kommen. Deine Handflächen weisen dabei nach oben, und die rechte Hand liegt auf der linken. Die große Zehe deines rechten Fußes berührt die linke Ferse. In dieser Position ist der Kontakt zwischen Nabel und Untergrund besonders intensiv.
- ○ Atme nun sehr sanft eine oder mehrere Sequenzen.
- ○ Ruhe anschließend eine Zeitlang in Bauchlage, und schließe die Übung mit der orientalischen Gebetshaltung ab.

Wirkung:

Diese Übung bringt dich in Harmonie mit dem ersten und dem zweiten Chakra und erdet deine Gedanken. Sie vermittelt dir ein Gefühl der Sicherheit und gibt dir Vertrauen in dich selbst und in die Welt. Ich kenne nur wenige Übungen, die in Zuständen der Verunsicherung vergleichbar beruhigend, ausgleichend und kräftigend wirken.

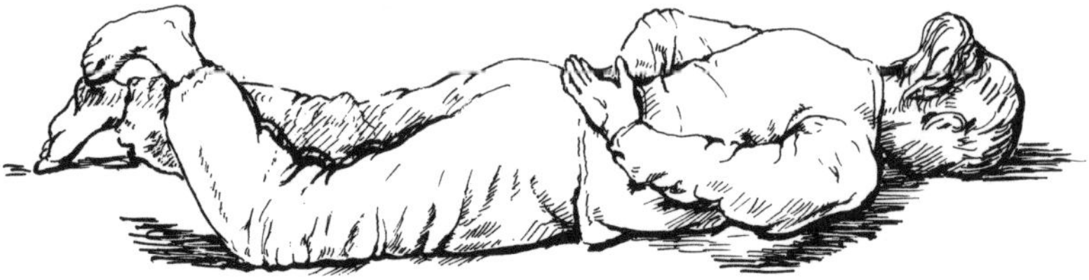

Hingabe an die Mutter Erde

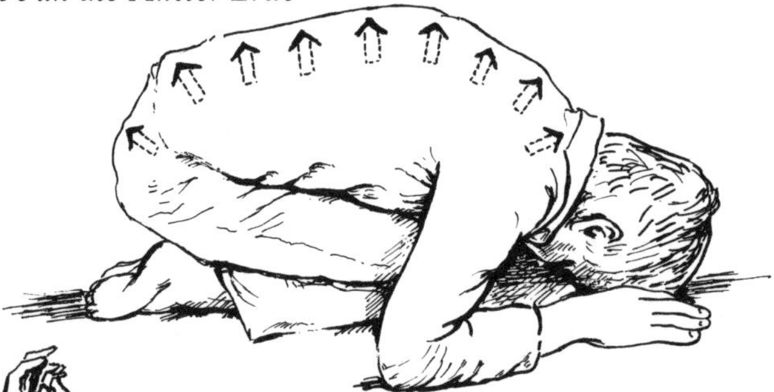

In den Rücken atmen

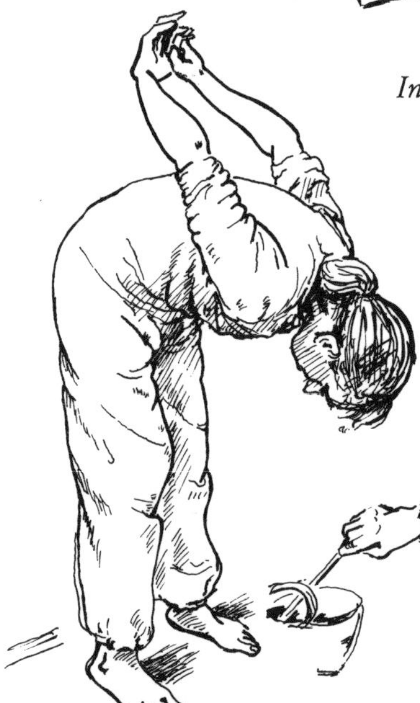

Strecken des Lungenmeridians

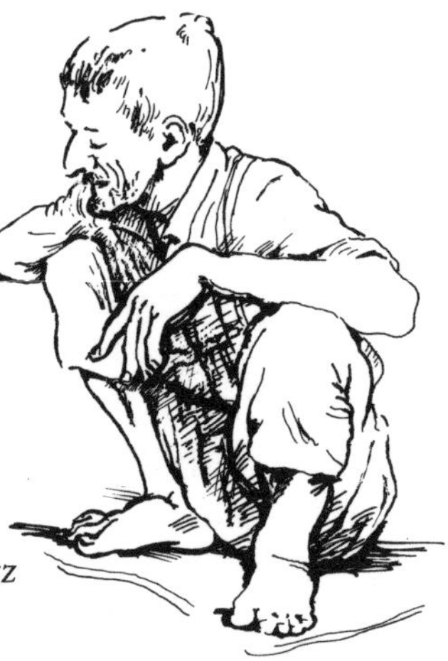

Hocksitz

Das Wiegen (5)

- ○ Setze dich aufrecht und gelöst mit verschränkten Beinen auf die Erde; falls es dir angenehmer ist, kannst du dich auch auf die vordere Kante eines Stuhles setzen, deine Hände liegen dabei locker auf deinen Knien.
- ○ Beginne nun, dich vor- und zurückzuwiegen.
- ○ Atme aus, wenn du dich nach vorne bewegst, und ein, wenn du wieder in die Ausgangsstellung zurückkehrst.
- ○ Wenn es dir angenehmer ist, atme im umgekehrten Rhythmus.
- ○ Wähle einen langsamen, ruhigen Rhythmus, und übe so lange, wie du möchtest.
- ○ Beende das Wiegen mit der vorigen Übung 4b.

  Das Wiegen hat bei Erwachsenen keinen guten Ruf, weil es Babies und Kleinkinder tun und Menschen, die verunsichert sind. Dessenungeachtet ist es eine »Urbewegung« – die Bewegung des Wassers, der Welle –, die jedem, der sie ausführt, Sicherheit und Vertrauen in seine Existenz gibt. Das ist wohl auch der Grund, warum Schwache und Verunsicherte sie intuitiv ausführen.
- ○ Spüre in dich hinein, und finde heraus, was die Essenz dieser Übung für dich ist.

Wärme (6a)

- ○ Sitze aufrecht und in gelöster Haltung.
- ○ Sende nun mit deinem Atem Wärme tief in dein Becken, atme, solange es dir angenehm ist.

Licht (6b)

- ○ Visualisiere das Innere deines Beckens. Wie sieht es darin aus? Welche Farben sind darin vorherrschend?
- ○ Laß dann in deiner Vorstellung Licht in dein Becken einströmen. Und »durchlichte«, während du sanft atmest, allmählich dein ganzes Becken.
- ○ Schließe die Übung mit der orientalischen Gebetshaltung ab.

Wirkung:

Die Übungen 5 und 6 vermitteln ein Gefühl der Sicherheit und Ruhe, stärken dein Vertrauen in dein eigenes Sein und vitalisieren auf sanfte Weise.

Zentrieren

Das untere Becken repräsentiert deine Mitte, dein inneres *Lebenszentrum.* Es ist der Ort, an dem du fraglos sein kannst, ohne dich rechtfertigen oder dafür etwas leisten zu müssen. Dein Becken ist der Ruheplatz, wo du, wenn du deine Aufmerksamkeit dorthin lenkst, *Stille* erfahren und mit dir ins reine kommen kannst. An diesem Ort der Stille reift Neues heran, das deinem bewußten Einfluß und Willen entzogen ist. Es reift und braucht *seine* Zeit.

Die Stille und ihre besondere Kraft ist vergleichbar der Stille des Winters, die den Frühling vorbereitet, sie ist vergleichbar einer Knospe, die im Verborgenen alles entwickelt hat und nun auf die wärmere Jahreszeit wartet, um sich entfalten zu können. Die stille Kraft der Natur mit ihren Gesetzen ist so vom Becken aus wirksam. Im Taoismus heißt dieser Ort das *große Wasser.* Das Wasser, aus dem alles Leben hervorgeht. Das untere Becken ist deshalb Gegenstand der Aufmerksamkeit in vielen Methoden der Meditation. Wenn wir mit unserem Bewußtsein und unserem Atem an diesen Ort gehen und für einige Zeit dort verweilen, entsteht ein Gefühl, das in Worte gefaßt etwa so beschrieben werden könnte:

JETZT BIN ICH ZU HAUSE ANGEKOMMEN, DAS IST DER SICHERE PLATZ, DEN ICH IMMER GESUCHT HABE. HIER HABE ICH FRIEDEN, KANN AUSRUHEN UND BIN VERBUNDEN MIT DER SCHÖPFUNG UND IHREN GESCHÖPFEN.

Zentrieren im Stehen (7)

○ Nimm die Grundposition ein.

○ Lege deine linke Hand unterhalb des Nabels auf deinen Bauch, den Handrücken der rechten Hand auf dein Kreuzbein, oder, wenn du möchtest, plaziere beide Hände unterhalb deines Nabels.

- Lenke deinen Atem in den Beckenraum, erkunde diesen mit deinem Atem, fühle den Beckeninnenraum.
- Spüre, wie der Atem dein Becken nach allen Seiten hin ausweitet, nach vorn, nach hinten, an den Seiten, nach unten.
- Bring dein Bewußtsein in dein Becken, suche dein inneres Zentrum auf. Ruhe darin aus.
- Verbinde dein Zentrum in Gedanken mit dem Erdmittelpunkt.
- Atme eine oder mehrere Atemsequenzen entspannt in dein *Zentrum.*

Zentrieren im Gehen (8)

- Aus der im Stehen gewonnenen Kraft und dem Gefühl, in dir zu ruhen, beginne langsam zu gehen.
- Gehe im Bewußtsein, etwas Wichtiges, Wertvolles – dein Zentrum – mit dir zu tragen. Du mußt nirgendwo hingelangen. Dein einziger Gedanke ist, gehend mit deinem Zentrum in Kontakt zu bleiben.
- Atme leicht und fließend.

Zentrieren im Sitzen (9a)

- Sitze im Meditationssitz in der Hocke oder auf einem Meditationsbänkchen.
- Nutze nun auch hier die Erfahrungen, die du im Stehen gemacht hast, um tief in dein Becken hinunterzuatmen.
- Richte dann dein Bewußtsein auf dein inneres Zentrum, und atme, solange es dir angenehm ist (siehe zu 9a und 9b auch die Abbildungen und Hinweise im Kapitel Körperhaltung).

Sitzen auf einem Stuhl (9b)

- Setze dich aufrecht auf das vordere Drittel der Sitzfläche eines Stuhles. Deine Füße stehen flach auf dem Boden, deine Hände liegen unterhalb deines Nabels und deine Knie arrangierst du so, daß sie tiefer liegen als dein Becken. Um das zu erreichen, benutze, falls nötig, ein Sitzkissen.

- Entspanne dich; und atme nun in dein Zentrum, solange du möchtest.
- Falls du dich wegen Rückenbeschwerden lieber anlehnst, setze dich so aufrecht wie möglich. Vermeide es aber, deinen Kopf anzulehnen.

  Diese Übung kannst du in Arbeitspausen im Büro oder in Räumen ausführen, in denen andere Möglichkeiten zum Sitzen nicht zur Verfügung stehen.

Zentrieren im Liegen (10)

Diese Variante der Übung ist besonders für Menschen geeignet, die im Bett liegen müssen.

- Nimm die Rückenlage ein, und stelle deine Beine so auf, daß deine Fußsohlen voll den Untergrund berühren.
- Rolle nun dein Becken, wie in Übung 2b dieses Kapitels beschrieben, sanft vor und zurück.
- Lege deine Hände unterhalb deines Nabels auf den Bauch.
- Richte dann deine Aufmerksamkeit auf den Bereich unterhalb deines Nabels, und atme, solange es dir angenehm ist, tief hinunter in dein Becken.
- Laß dein Bett, falls möglich, am Kopfende ein wenig schräg stellen, damit dein Kopf etwas höher liegt als dein Becken.
- Achte darauf, daß dein Rückgrat möglichst gerade bleibt.
- Informiere deinen Arzt, bevor du das erste Mal übst.

Wirkung:

Die vorstehend beschriebenen Übungen vermitteln ein Gefühl der Ruhe, sie wirken ausgleichend und harmonisierend.

Alle Atemübungen und natürlich auch die Übungen zum zweiten Chakra wirken intensiver, wenn du sie im Freien am Wasser – am Meer, einem See oder am Fluß – ausführst. Das hat seinen Grund darin, daß der Atem dem Wasser-Tattva zugehört.

Weitere Möglichkeiten, das zweite Chakra zu stärken, sind schwimmen, am Wasser spazierengehen, am Wasser meditieren, Tanzen (im Dreiertakt des Walzers), fließendes meditatives Malen, das Singen von Wiegenliedern oder von Chorälen. (Choräle wirken hauptsächlich auf das zweite, das vierte und das siebente Chakra.)

8

Der Ausstrahlungsbereich des dritten Energiezentrums

Das Seinsprinzip des dritten Energiezentrums ist das *Element Feuer*. Mit dem Feuer kommt zu den Elementen Erde und Wasser eine ganz neue Qualität hinzu. Während das Element Erde Festigkeit repräsentiert und für das Statische, Ruhende, Unverrückbare steht, und Wasser als das Fließende sich anpaßt an eine vorgegebene Form und von daher eine passive Qualität hat, repräsentiert das Tattva Feuer Aktivität. So steht das Element Feuer für unsere Tatkraft, unsere handelnde Seite, die Antriebskraft in uns, die nach außen drängt.

Das »Macht Euch die Erde untertan« des alten Testaments ist von daher nichts anderes als ein Appell an den Menschen, seine dritte Chakraenergie zu nutzen und gestaltend nach außen zu wirken. Mißverstanden wäre der Appell sicher, wenn darin die Aufforderung gesehen würde, die Erde zu unterwerfen oder gar auszubeuten. Diese Feststellung erscheint mir angesichts globaler Umweltzerstörung notwendig.

Das Zentrum dieses Chakras liegt, wie wir schon erfahren haben, nahe dem Sonnengeflecht (Solarplexus). Seine unmittelbaren Ausstrahlungsbereiche sind der obere Bauch, das heißt der Bereich direkt um den Nabel und oberhalb des Nabels bis zum Brustbein, Magen und Darm, Leber und Bauchspeicheldrüse.

Ich kann jedem Leser, der in diese Materie tiefer eindringen will, nur empfehlen, über die Elemente zu meditieren: Beobachte ihre Erscheinungsformen in der Natur. Erfahre diese Elemente sinnlich, beobachte ihre Qualitäten als Teil deiner Körperfunktionen oder deines Alltagsverhaltens. Tu, was immer du tun willst, um die Essenz des jeweiligen Tattva in dich aufzunehmen. Wenn du das tust, wirst du einen viel tieferen Begriff von den Elementen bekommen, als dies eine noch so umfassende Darstellung je vermitteln kann. Mehr noch, du wirst die Elemente als Teil deines Seins erfahren und Kraft daraus ziehen.

Auf der psychischen Ebene heißt dritte Chakra-Energie: Vom *Ich* (Ego) nach außen gehen, mit der Welt aktiv in Bezug treten und mit der Erfahrung, die daraus erwächst, wieder nach innen gehen. Das ist eine Pendelbewegung, die von einem Kern, dem Ich, ausgeht und wieder zu ihm zurückführt. Das *Zentrum des »Ich«* (Ego) ist dabei zu unterscheiden von dem *Zentrum des »Seins«*, auf das ich im vorangegangenen Kapitel eingegangen bin. Das Zentrum des *Ich* ist das der *handelnden Kraft*, das Zentrum des *Seins*, das der *Stille*.

Die Pendelbewegung geht also nach außen und führt wieder zurück zum Kern. Wäre die Gegenbewegung zurück zum Kern nicht, würden wir uns verströmen und uns auflösen. Würden wir dagegen erst gar nicht nach außen treten, blieben wir isoliert und letztlich lebensunfähig. Wichtig ist, daß wir ein Bewußtsein von unserem Kern haben. Menschen, bei denen ein solches Bewußtsein wenig entwickelt ist, kennen ihre Bedürfnisse kaum und treten nicht mit Kraft nach außen, um ihre Bedürfnisse zu befriedigen und ihren »Lebensraum« einzunehmen. Übrigens können wir auch auf dem Niveau der Körperfunktionen die Bewegung vom Kern zur Peripherie und zurück zum Kern beobachten. Unser Blut strömt vom Herzen *(Kern)* in die Extremitäten (Peripherie) und von dort wieder zurück zum Herzen. Das geschieht durch die pulsierende Bewegung, durch Ausdehnen und Zusammenziehen des Herzens. Das ist aber wiederum nichts anderes als eine fortlaufende rhythmische Bewegung vom Kern zur Peripherie und wieder zurück zum Kern. Jede pulsierende Bewegung, jeder Wechsel zwischen Ausdehnen und Zusammenziehen ist daher ebenfalls Ausdruck der Energie des Manipuraka und seiner Kraft.

Auch jedes Feuer hat einen Kern. Beobachten wir doch einmal ein Feuer aus Holzscheiten. Wir werden bemerken, daß die Flammen sich um ein Zentrum bilden. Sie sind abhängig von diesem Zentrum und können sich nicht von ihm lösen. Wasser hat ein solches Zentrum nicht nötig, es fließt, der Schwerkraft gehorchend, überall hin, wo es Raum bekommt. Auch das Element Erde ist nicht in dieser Weise an ein Zentrum gebunden. Zerkleinern wir einen Steinbrocken, so verliert er zwar sein ursprüngliches Zentrum, aber seine Substanz verschwindet nicht, es verbleiben viele kleine Steinbrocken. Anders beim Feuer, nehmen wir ihm das Zentrum, indem wir die brennenden Scheite auseinanderschieben, wird es bald erlöschen, es hört auf zu existieren.

Feuer braucht ein Zentrum, damit es seine Kraft entwickeln kann, und es braucht Nahrung. Ihm muß »Brennstoff« zugeführt werden, damit es nicht erlischt.

Feuer wandelt den Brennstoff um und setzt dabei Energie (Licht und Wärme) frei. Im Verbrennungs- und Umwandlungsprozeß der Verdauung und des Stoffwechsels wird ebenfalls Energie frei. Sie wärmt uns, ist Motor unseres Organismus und liefert die Antriebskraft, die es uns ermöglicht, mit der Umwelt in Kontakt zu treten.

Motiv für den Organismus, mit der Umwelt in Kontakt zu treten, ist das Aufkommen eines Bedürfnisses. Der Organismus braucht etwas von der Außenwelt, Nahrung, Wärme, Flüssigkeit, das er nicht selbst bereitstellen kann.

Der Impuls, nach außen zu gehen und zu handeln, um ein Bedürfnis zu befriedigen, geht also vom dritten Chakra aus. Das ist nicht nur auf dem Niveau körperlicher Bedürfnisse so, sondern auf allen anderen Niveaus unserer Existenz ebenfalls. Wenn wir Hunger haben, tun wir etwas, um ihn zu stillen. Wenn wir Kontakt zu anderen Menschen wünschen, suchen wir sie auf. Wenn wir etwas wissen wollen, fragen wir Sachkundige oder nehmen ein einschlägiges Buch zur Hand. So bewegt sich unsere Existenz zwischen dem Aufkommen von Bedürfnissen und Handlungen, um sie zu befriedigen. Das ist ein ununterbrochener Kreislauf wie einatmen und ausatmen. Fritz Perls, Begründer der Gestalttherapie, spricht in diesem Zusammenhang vom Schließen einer Gestalt. Ein Bedürfnis, etwa Hunger (offene Gestalt), trägt die Spannung nach Befriedigung, nämlich der Sättigung, in sich. Das Gefühl der Sättigung schließt die Gestalt, die mit dem Hunger entstanden ist. Zwischen beiden liegt die Aktivität der Nahrungsaufnahme.

Wenn wir genau beobachten, bemerken wir, daß wir es in jedem Moment mit mehreren Bedürfnissen gleichzeitig zu tun haben. Alle drängen nach Befriedigung. Unter ihnen hat jedoch das Bedürfnis

Vorrang, das im Moment die größte »Ladung«, den stärksten Drang nach Befriedigung in sich trägt. So rangiert das Bedürfnis nach Flüssigkeit in der Regel vor dem Bedürfnis, die neuesten Nachrichten in der Morgenzeitung zu lesen. Es könnte jedoch sein, daß so lebenswichtige Nachrichten erwartet werden, daß das Bedürfnis nach Flüssigkeitsaufnahme in den Hintergrund gedrängt wird. Je fundamentaler ein Bedürfnis ist, je mehr die Lebensfähigkeit unseres Organismus von seiner Befriedigung abhängt und je drängender es im Moment ist (das Bedürfnis nach Wasser nach einem Tag des Flüssigkeitsentzugs), desto größer ist die Energie, die vom dritten Chakra ausgeht, um das Bedürfnis zu befriedigen, und um so größer der Einsatz, um eine eventuelle Gefahr, die bei Nichterfüllung droht, abzuwehren.

Die Energie, die dabei unseren Handlungen die Stoßkraft gibt, nennen wir *emotionale Energie*. Unter emotionaler Energie ist die Kraft zu verstehen, die mit starken Gefühlen wie Schmerz, Angst und Wut einhergeht. Emotionen stehen, das wird nun deutlich, nicht frei im Raum, sondern entstehen im Zusammenhang mit unseren Bedürfnissen und deren Befriedigung. Emotionen haben ein Ziel, sie sollen etwas bewirken.

Ein Baby, das hungrig ist, schreit, weil es möchte, daß jemand kommt und es füttert. Es will einen Effekt erreichen. Die Intensität seines Schreiens drückt aus, wie dringend es ist. Sein Schreien wird sich verändern, wenn niemand kommt. Eventuell klingt nach einiger Zeit Angst durch – ich bin allein, die haben mich vergessen. Es kann sich weiter verändern bis zum Ausdruck des Schmerzes darüber, allein und verlassen zu sein. Hat sein Schreien nach längerer Zeit keinen Effekt gehabt, wird es aufhören und ermüdet und resigniert aufgeben. Die Kraftanstrengung ist ins Leere gegangen. Der »emotionale Aufwand« hat nicht zum Ziel geführt. Der Kreis ist nicht geschlossen worden, die emotionale Energie ist nicht wirklich umgesetzt worden. Kommt dann viel später jemand mit der Flasche, wird zuerst nochmals der Schmerz und der Ärger hervorbrechen, bevor das Baby die Flasche annimmt. Zuerst muß das vorrangigste Bedürfnis gestillt werden. Das ist beim Säugling das Bedürfnis nach Nähe. Das kleine Wesen muß, bevor es etwas zu sich nehmen kann, fühlen, daß es nicht verlassen, daß es nicht mehr allein ist. Das ist erste Bedingung seiner Existenz, davon hängt für das Baby alles ab. Dabei wird dann alle ins Leere gelaufene emotionale Energie nochmals aktiviert und wird frei im Aufschluchzen oder Schreien, denn endlich ist ja auch jemand da, der den Schmerz, die Angst und den Ärger wahrnimmt und hört. Sind die vorrangigen Bedürfnisse gestillt und Schmerz und Ärger ausgedrückt, wird das Baby beruhigt trinken.

Erst jetzt ist der Kreis geschlossen, die Emotionen sind »verdaut«, der emotionale Brennstoff ist verbrannt und der Effekt erreicht. Wichtig ist dabei für das Kind, daß es gehört wird, daß seine Bedürfnisse und die Emotionen, die mit deren Durchsetzung einhergehen, ernstgenommen werden. Daraus entwickelt sich für später das Bewußtsein, daß seine Bedürfnisse berechtigt sind und das Streben nach deren Befriedigung in Ordnung ist. Bei Erwachsenen läuft der beschriebene Kreislauf nicht viel anders ab, nur daß sie nicht in dem Maße wie ein Baby hilflos und abhängig sind und deshalb ungleich mehr Möglichkeiten haben, zum Ziel zu kommen.

Kann der Kreis Bedürfnis–Handlung–Befriedigung, aus welchen Gründen auch immer, nicht geschlossen werden, wird die mit ihm einhergehende emotionale Energie nicht verbrannt, sondern es bleibt ein »unverdauter« Rest. Emotionen müssen jedoch verdaut, verbrannt werden, wenn Körper und Psyche gesund bleiben sollen. Bleiben Reste, so nehmen sie wie Schlacken dem Feuer die Kraft, lassen es auf nur kleiner Flamme brennen oder ersticken es.

Alle Emotionen, die wir nicht oder nur unvollständig ausdrücken, alles, was wir herunterschlucken und in uns hineinfressen, ohne es zu verdauen, wirken in unserem Organismus wie diese Schlacken. Emotionsschlacken schwächen die Feuerkraft des Manipuraka und dämpfen die Spontaneität und Kraft unserer Handlungen. Auf der Körperebene werden sie als Stoffwechselschlacken und Muskelverspannungen (besonders im Nacken und Schulterbereich) manifest. Sie behindern so unsere körperliche Bewegungsfreiheit, machen Teile unseres Körpers fühllos, bereiten uns chronische Muskelschmerzen, lassen uns schlecht schlafen.

Was kann hier der Atem bewirken? Jedes *bewußte Atmen* bringt den

Atmenden in Kontakt mit seinen Emotionen. Das ist der wesentliche Punkt. Emotionen werden dem bewußt Atmenden fühlbar.

Gewiß, unser Atem spiegelt ohnehin unsere Emotionen, Gefühle und Stimmungen in jedem Augenblick wider. Wenn wir ängstlich und angespannt sind, atmen wir anders, als wenn wir heiter und gelassen sind. Schreien, Weinen, Lachen, psychische Anspannung, körperliche Anstrengung, Ruhe, Fröhlichkeit, tiefe Entspannung, alles das zeigt der Atem unmißverständlich an. Doch bedeutet das noch nicht, daß wir auch *Kontakt* mit all diesen Gefühlen und Empfindungen haben, die der Atem verrät.

Erst bewußtes Atmen stellt diesen Kontakt her. Ist der Kontakt zum Atmen und zu den Emotionen da, haben wir die Chance zu sehen, was ist, und können daraus lernen.

Wir können lernen, unseren in Angstsituationen normalerweise stockenden Atem weiter fließen zu lassen, und uns damit selbst Unterstützung geben. Denn durch bewußtes Atmen kommen wir in die Gegenwart, erhalten Kontakt zur Wirklichkeit, unser vitales Zentrum wird angeregt, und wir empfangen von dort Sicherheit und Vertrauen in unser Sein. Das hilft uns, unsere Angst wahrzunehmen und auszudrücken und zu sehen, was uns ängstigt. Wir geraten weniger leicht in Panik und sind eher in der Lage, uns in einer angstauslösenden Situation angemessen zu verhalten.

Aber nicht nur vor »panischer Angst«, sondern auch vor »blinder Wut« kann uns der Kontakt zu unserem Atem bewahren. Denn sobald wir Verbindung zu unserem bewußten Atem haben, sehen wir klarer, was uns in bestimmten Situationen eigentlich wütend macht. Wir erkennen dann eher, ob die Heftigkeit unseres Wutausbruches noch in einem angemessenen Verhältnis zu der wutauslösenden Situation steht oder ob in ihm vor allem »historische Wut« zum Ausdruck kommt. »Historischer Ärger« wird gespeist aus unverbrannten Emotionsschlacken, aus Ärger, den wir irgendwann einmal nicht verdaut haben. Bewußt atmend können wir im Ärger leichter klar bleiben, besser vermitteln, was uns ärgerlich gemacht hat, und deutlicher sagen, was wir wollen und was wir nicht wollen.

Atmen bringt unseren Körper in feine Vibrationen und setzt

dadurch einen Teil der in Muskeln und Organen festgehaltenen emotionalen Energie frei, Energie, die wir zuvor Emotionsschlacken genannt haben. Wenn wir täglich einige Minuten bewußt atmen, leisten wir somit einen regelmäßigen Beitrag zu unserem »emotionalen Stoffwechsel«. Da der Atem Emotionen »löst«, ist er in vielen Körpertherapien (Bioenergetic, Neo-Reicharbeit) Medium zu ihrer Freisetzung.

Entscheidend beim täglichen Üben oder in geleiteten Sitzungen sind Richtung und Intensität des Atems. Atmen wir mehrere Minuten lang heftig – und dabei auch noch durch den Mund – in die Gegend des Solarplexus, stimulieren wir beinahe zwangsläufig starke Emotionen. Atmen wir jedoch sanft und entspannt durch die Nase hinunter ins Becken, können wir Emotionen transformieren. Gemeint ist damit hier, daß wir nicht in den Emotionen steckenbleiben, sondern darüber hinausgelangen.

Je bewußter wir uns dann mit dem Atem verbinden, desto stärker kommen die Energien anderer Chakras, etwa des zweiten (Vertrauen) oder des vierten (Gefühle von Offenheit und Zuneigung) in den Vordergrund.

Der Wert einer solchen Transformation liegt darin, daß gedankliche und emotionale Fixierungen gelöst werden, so daß wir mehr Spielraum bekommen, uns zu verhalten oder zu handeln, also mehr Möglichkeit, unser »positives Potential« zu nutzen.

DIE DRITTE CHAKRA-ENERGIE IN STICHWORTEN:

- *Lage:* auf der Höhe des Sonnengeflechtes
- *Element:* Feuer
- *Feuer repräsentiert als Element:*
  Wärme, Feuerkraft, Sonne
  Transformation
  Zerstörung, Rückführung auf Grundelemente
  Pulsierende Bewegung, Ausdehnung/Zusammenziehen
- *Feuer repräsentiert auf der Körperebene:*
  Verdauung, Stoffwechsel, Umwandlung,
  Wachstumskraft, Blutkreislauf,
  Muskelbewegung (Kontraktion/Entspannung)
  Polarität (Körpergleichgewicht) Kern/Peripherie
- *Feuer repräsentiert auf der psychischen Ebene:*
  Emotionale Energie
  den Kreislauf Bedürfnis/Befriedigung
  Handlungswille, Stoßkraft, Durchsetzungsvermögen
  Selbstbehauptung
  Aktivität, handelnde Kraft
  Anspannung, Einsatz; Vermögen, an die Grenzen der eigenen Kraft (und darüber hinaus) zu gehen
  die Pole Ich (Ego)/Nicht Ich

MÖGLICHE HINWEISE AUF MANGELNDES STRÖMEN DER DRITTEN CHAKRA-ENERGIE:

- Kalte Hände und Füße
- Verdauungsstörungen
- Fettleibigkeit, Magersucht (Anerexia nervosa)
- Häufige Unzufriedenheit
- Allgemeine Entschlußlosigkeit, nicht wissen (wollen), was man wirklich will
- Chronische Muskelverspannungen

ÜBUNGEN ZUM AUSSTRAHLUNGSBEREICH DES DRITTEN ENERGIEZENTRUMS

Emotionale Energie

Emotionale Energie, so haben wir erfahren, ist eine Kraft, die unseren Handlungen Nachdruck verleiht und im Zusammenhang steht mit unseren Bedürfnissen und deren Befriedigung, vor allem unserem Bedürfnis nach Schutz und körperlicher und psychischer Unversehrtheit.

Im Alltag, so wie wir ihn uns eingerichtet haben, kann emotionale Energie oft nicht umgesetzt werden. Wir halten Bedürfnisse zurück, drücken unseren Ärger nicht aus, zeigen unsere Freude nicht.

Kurz, es »paßt« im Alltag höchst selten, daß wir uns spontan verhalten und emotionale Energie frei strömen lassen: Ihr Strom bleibt in uns stecken, und das hat Folgen. Unverbrannte emotionale Energie wird zu einem wesentlichen Teil in unseren Muskeln und Gelenken – unseren »Handlungsorganen« – festgehalten, was im Laufe der Zeit zu chronischen Muskelverspannungen führt, die unsere körperliche Beweglichkeit stark einschränken. Betroffen sind dabei zwangsläufig auch alle Muskeln, die direkt oder indirekt am Atemvorgang beteiligt sind. Muskelverspannungen behindern also nicht nur unsere körperliche Beweglichkeit, sondern schränken auch unseren Atem – bisweilen sogar sehr stark – ein.

Du findest deshalb nachfolgend Übungen, mit denen du deinen Körper beweglicher halten, deinen emotionalen Stoffwechsel verbessern und deinen Atem freier machen kannst. Natürlich sind Übungen allein unzureichend, Ärger und andere Emotionen, die du während des Tages »in dich hineinfrißt«, zu verarbeiten. Übungen ersetzen das lebendige Gespräch und die konkrete Auseinandersetzung mit den Menschen nicht, mit denen du zusammenarbeitest oder zusammenlebst. Aber Übungen können, wenn schon nicht reale Konflikte bewältigen, entlasten, sie können Raum schaffen, und sie können dem Atem helfen, freier zu werden, und dadurch wie eine positive Initialzündung wirken, die stockende Energie wieder in Fluß bringt.

Harmonisierungsübung (1)

Vor meinen besonderen Übungen für Muskeln und Gelenke möchte ich dir eine wichtige Übung zeigen, die der Verteilung und Harmonisierung freikommender Energie dient und die ich dir am Anfang, zwischen und am Ende aller Übungen zum Ausstrahlungsbereich des dritten Chakras empfehle.

- ○ Nimm die Grundposition (Kapitel 6, Übung 8a) ein, und gehe dabei tiefer als sonst in die Knie.
- ○ Lege in Höhe der Leistenbeuge den Handrücken der rechten Hand in die Handfläche der linken Hand. Beide Daumen berühren sich dabei, deine Hände sind entspannt. Dein Oberkörper ist ganz leicht nach vorne gebeugt und der Hals locker.
- ○ Nun atmest du langsam durch die Nase ein und bewegst dabei genauso langsam deine Arme bis über deinen Scheitel. Synchron mit dieser Bewegung richtest du dein Rückgrat auf, deine Knie machen die Aufwärtsbewegung ebenfalls mit, ohne daß du sie jedoch ganz durchdrückst.
  Das Ganze ist eine weiche Bewegung, die du sehr bewußt ausführst.
- ○ Anschließend hälst du deinen Atem an, deine Unterarme kippen nach hinten, und die Handfläche deiner rechten Hand greift unter deinen Hinterkopf.
- ○ Nun machen deine Hände und Arme – deine rechte Hand liegt nach wie vor in deiner linken – eine leichte Bewegung nach oben, und recken sehr sanft deine Wirbelsäule.
- ○ Deine Hände lösen sich wieder von deinem Hinterkopf, und, während du langsam und gleichmäßig ausatmest, bewegst du deine Arme und deinen ganzen Körper wieder in die zuerst beschriebene Ausgangsposition zurück.
- ○ Führe die Übung sehr leicht und fließend aus, wiederhole sie wenigstens dreimal.

Lockerung der Gelenke (2)

Beim Lockern und Drehen von Gelenken wird ein wichtiger Teil der darin festgehaltenen emotionalen Energie frei. Blockaden in den Gelenken werden vermindert, und die Körperenergie kann leichter von einem Körperbereich in den anderen strömen. Die folgende Übungsreihe umfaßt Übungen für alle Gelenke, angefangen von den Halswirbeln, bis hinunter zu den Fußgelenken.

Je bewußter du die Übungen ausführst, desto wirkungsvoller sind sie. Beobachte dabei deinen Atem.

Die Reihenfolge der Übungen bewirkt, daß stockende Energie zur Erde hin abgeleitet wird. Nimm dazu die Grundposition ein, und behalte sie während der gesamten Übungsreihe bei.

Kopf und Hals (2a)

Kopf kippen:

- Kippe deinen Kopf – dein Ohr nähert sich dabei deiner Schulter – nach links und nach rechts, so weit wie möglich, jedoch ohne Kraft einzusetzen.
  Wenn du den Kopf zur Seite kippst, atme ein, auf dem Weg in die aufrechte Position, atme aus.
  (4mal nach jeder Seite.)

Links-/Rechtsdrehung des Kopfes:

- Schaue geradeaus, halte den Kopf aufrecht, und drehe ihn nach links und dann nach rechts, soweit dir das ohne Mühe möglich ist (je 4mal).
- Atme ein, wenn du die Drehung zur Seite machst, und aus, wenn du deinen Kopf wieder in die Anfangsposition bewegst.
- Mache die gleiche Bewegung schnell, locker und ruckartig. Eventuell hörst du dabei ein leichtes Knacken deiner Halswirbel.

Vor- und Zurückkippen des Kopfes:

- Bewege den Kopf nach vorne und nach hinten wie in einer stummen Ja-Bewegung (je 4mal).
- Verbinde die Bewegung mit deinem Atem.

Kopfkreisen:

- ○ Laß deinen Kopf locker auf deine Brust fallen, kreise ihn langsam gegen den Uhrzeigersinn, anschließend im Uhrzeigersinn (je 4mal). Spüre in jeden Muskel. Drehe deinen Kopf mit Hingabe und sehr bewußt.
- ○ Atme ruhig und fließend in eventuell fühlbare Spannungen im Hals- und Nackenbereich hinein.

Lockern der Kiefergelenke:

- ○ Lockere deine Kiefergelenke.
- ○ Lockere sie jeweils wieder, wenn dir während der Übungsreihe bewußt wird, daß du »die Zähne zusammenbeißt«.
- ○ Schließe diese Übungsreihe mit der Harmonisierungsübung ab, und atme danach in Grundposition eine Sequenz.

Hand-, Arm- und Schultergelenke (2b)

Finger- und Handgelenke:

- ○ Beginne mit der linken Hand.
- ○ Spreize deine Finger, und balle sie anschließend zu einer Faust (4mal). Koordiniere deinen Atem mit der Bewegung.
- ○ Drehe mit deiner rechten Hand jeden einzelnen Finger deiner linken Hand, und recke ihn dann aus.
- ○ Kippe deine Hand um das Handgelenk nach rechts und links, auf und ab (je 4mal).
- ○ Drehe anschließend deine Hand erst gegen den Uhrzeigersinn, dann im Uhrzeigersinn (je 4mal). Koordiniere deinen Atem mit der Bewegung.
- ○ Wechsle zur rechten Hand.

Ellenbogengelenke:

- ○ Drehe deinen linken Unterarm um das Ellenbogengelenk zuerst gegen, danach im Uhrzeigersinn (je 4mal).
- ○ Wechsle zum rechten Arm.

Schultergelenke und Arme:

- ○ Beschreibe mit dem linken Arm einen großen Kreis je 4 mal in beide Richtungen, führe die Bewegungen langsam aus, und achte auf deinen Atem.
- ○ Wechsle zum rechten Arm.
- ○ Beschreibe Kreise mit beiden Armen. Atme ein, wenn deine Arme sich aufwärts bewegen, und aus, wenn sie sich abwärts bewegen. (In beide Richtungen je 4 mal.)
- ○ Ziehe, während deine Arme locker herabhängen, die linke Schulter beim Einatmen so weit wie möglich hoch, und laß sie beim Ausatmen wieder heruntersacken (4 mal).
  Nachdem du die gleiche Bewegung auch mit der rechten Schulter ausgeführt hast, bewege beide Schultern gleichzeitig auf die gleiche Weise, atme entspannt.
- ○ Wie zuvor hängen deine Arme locker herab.
  Du vollführst Kreisbewegungen, zuerst mit deiner linken, dann mit deiner rechten Schulter und schließlich mit beiden Schultern (in beide Richtungen je 4 mal), und koordinierst deinen Atem mit den Bewegungen.
- ○ Schließe auch diese Übungsreihe mit der Harmonisierungsübung und einer Sequenz in Grundposition ab.

Wirbelsäule (2c)

Drehen der Wirbelsäule:

- ○ Beide Arme weisen in Schulterhöhe nach vorne, deine Ellenbogen sind entspannt, und die Handflächen weisen nach unten. Schwinge nun mit Armen und Operkörper rhythmisch im Wechsel erst nach links, dann nach rechts (je 4 mal). Du atmest aus, wenn du dich zur Seite drehst, und ein, wenn du dich zurück in die Ausgangsposition bewegst.
- ○ Wenn du möchtest, kehre die Atembewegung um: Atme ein, wenn du dich zur Seite drehst, und aus, wenn du dich in die Ausgangsposition zurückbewegst.

Arme schlenkern:

- ○ Laß deine Arme locker baumeln, und drehe dich um deine eigene Achse nach rechts und nach links. Laß deine Arme mitschlenkern, koordiniere deinen Atem mit der Bewegung.

Seitliche Dehnung der Wirbelsäule:

- ○ Deine Arme hast du in Schulterhöhe nach oben angewinkelt. Während du nun ausatmest, bewegst du deinen Oberkörper locker nach links. Zurückkehrend in die Ausgangsposition atmest du ein, ausatmend neigst du dich nach rechts, während du dich wieder aufrichtest, atmest du wieder ein ... (nach jeder Seite 4 mal).
- ○ Kehre die Atembewegung um.

Aufrichten des Rückgrates:

- ○ Laß, während du ausatmest, deinen Oberkörper wie in der Übung ›Aktivieren des Beckens‹ (Kapitel 7, Übung 2f) nach vorne sacken. Deine Arme hängen locker herab, dein Nacken ist entspannt. Einatmend richte dich sehr langsam wieder auf (4 mal).
  Sollte dir leicht schwindlig werden, mache die Übung nur einmal oder überspringe sie.
- ○ Schließe auch hier wieder eine Harmonisierungsübung und eine Atemsequenz an.

Beckenbereich (2d)

Beckenkreisen:

- ○ Führe die in Kapitel 7, 1a, b und c beschriebenen Übungen aus. Gehe dabei mehr an deine Grenzen.

Oberkörperkreisen:

- ○ Erhebe beide Arme über deinen Kopf, und beschreibe mit deinem Oberkörper eine kreisende Bewegung um deine Hüften. Beginne mit einer kleinen Drehung, und laß sie dann langsam so groß wie möglich werden. Zuerst gegen den Uhrzeigersinn, dann im Uhrzeigersinn.

○ Beende diese Teilübung mit der Harmonisierungsübung und einer Atemsequenz.

Hüft-, Knie- und Fußgelenke (2e)

Hüftgelenke:

○ Deine Füße hast du bei dieser Übung dicht beieinander. Hebe nun dein linkes Knie bis in Nabelhöhe an, während du einatmest. Bewege das Knie dann zur Seite nach außen, und bringe anschließend dein Bein langsam in die Ausgangsposition zurück, während du ausatmest (je 4 mal).

○ Führe die Bewegung auch in umgekehrte Richtung aus.

○ Wechsle zum rechten Bein.

Beinkreisen:

○ Strecke dein linkes Bein locker zur Seite, und vollführe Kreisbewegungen gegen den Uhrzeigersinn, dann im Uhrzeigersinn (je 4 mal). Wechsle zum rechten Bein. Beobachte deinen Atem.

Kniegelenke:

○ Hebe dein linkes Bein etwas vom Boden ab, drehe deinen linken Unterschenkel um das Kniegelenk zuerst gegen, dann im Uhrzeigersinn. Wechsle zum rechten Bein, und beobachte dabei deinen Atem.

Fuß- und Kniegelenke:

○ Gehe bei diesem Übungsabschnitt so tief wie möglich in die Knie, wobei deine Füße flach auf dem Boden bleiben. Bewege dich langsam aus dieser Position, bis deine Knie gestreckt sind. Gehe danach wieder tief in die Knie, strecke sie wieder, wiederhole die Bewegung mehrfach. Koordiniere deinen Atem mit der Bewegung.

Fesseln:

○ Diese Übung wirkt auf die Kniegelenke und die Fesseln. Deine Füße stehen nun dicht beieinander, und du gehst so tief in die Hocke, bis deine Handflächen auf den Knien aufliegen. Beschreibe

dann mit deinen Knien Kreisbewegungen zuerst gegen, dann im Uhrzeigersinn (je 4 mal).
Deine Fußsohlen halten dabei ständig Bodenkontakt. Atme im Rhythmus der Kreisbewegungen.

Drehen der Fußgelenke:

- ○ Verlagere nun dein Körpergewicht auf dein rechten Bein. Hebe deinen linken Fuß vom Untergrund, und drehe ihn um das Fußgelenk zuerst gegen, dann im Uhrzeigersinn (je 4 mal), lockere dein Fußgelenk danach durch eine Schüttelbewegung. Wechsle zum rechten Fuß. Beobachte deinen Atem.

Zehengelenke:

- ○ Entledige dich deiner Socken, und breite ein Handtuch vor deinen Füßen aus. Während deine Fußsohlen Bodenkontakt halten, ziehe das Handtuch durch Greifbewegungen deiner Zehen Zentimeter um Zentimeter zu dir hin. Achte dabei auf deinen Atem.
- ○ Im Sitzen drehe dann anschließend mit der rechten Hand die Zehengelenke deines linken Fußes, und recke sie einzeln aus. Danach lockere auf die gleiche Weise mit deiner linken Hand die Zehengelenke deines rechten Fußes.
  Beobachte auch während dieser Übung deinen Atem.
- ○ Beende diesen Übungsteil mit der Harmonisierungsübung.
- ○ Atme anschließend eine oder mehrere Sequenzen in Grundposition.

Dehnen und Strecken (3)

Durch Dehn- und Streckübungen wird festsitzende emotionale Energie in den gedehnten Muskelpartien frei, besonderes dann, wenn wir dabei entspannt und bewußt in die betreffenden Körperbereiche hineinatmen. Dehnen und Strecken aktiviert das Manipuraka-Chakra und bewirkt, daß die Feuerkraft in unseren Körper zu strömen beginnt. Ein äußeres Zeichen dafür ist, daß sich Wärme über unseren ganzen Körper ausbreitet und wir uns bereit fühlen, aktiv zu werden.

wird unsre Atmung durch Streck- und Dehnübungen kräftig stimuliert, sie läßt sich dann nicht mehr kleinhalten, wie du selbst feststellen wirst. Ich schlage dir deshalb vor, am Beginn einer jeden Sitzung zur Aktivierung deines Atems zunächst einige Streck- und Dehnübungen auszuführen.

Dehn- und Streckübungen massieren und stimulieren zusätzlich die inneren Organe und aktivieren die Meridiane.

Ich nehme an, daß du selbst viele Streckübungen kennst, denn Dehn- und Streckübungen sind ja Bestandteile der meisten Fitneßprogramme und gymnastischer Übungsreihen. Ich biete deshalb hier nur einige mir besonders wichtig erscheinende Übungen an.

Grundregel ist für mich bei allen Dehn- und Streckübungen – und diese Regel kannst du auf alle dir bekannten Dehn- und Streckübungen anwenden –, daß du nichts forcierst, sondern entspannt und ruhig in die zu dehnende Körperpartie hineinatmest. Stelle dir dabei vor, daß du dich von Ausatem zu Ausatem immer müheloser in die Streckung entspannst. Vermeide es – wegen der Gefahr von Zerrungen –, während einer Streckung den Atem anzuhalten.

Ein und dieselbe Übung kann ganz unterschiedliche Wirkungen haben, je nachdem, welchen Akzent du ihr gibst. So gesehen kannst du ein und dieselbe Übung auf hunderterlei verschiedene Art ausführen.

Eine Übung, in die du nicht »hineingehst«, der du keine »Farbe«, keine Wirkungsrichtung gibst, bleibt mechanisch und belanglos, du kannst sie auch unterlassen.

Spontanes Dehnen (3a)

○ Dehne und strecke deinen Körper so, wie es dir in den Sinn kommt. Nimm dir dafür ausreichend Zeit, und laß deinen Atem ruhig fließen. Unterdrücke eventuell aufkommendes Gähnen nicht, denn Gähnen ist ein Zeichen für ein Entladen von Spannungen.

○ Beende diese, wie auch alle übrigen Dehn- und Streckübungen, mit der Harmonisierungsübung.

○ Dehne und strecke nun die Partien deines Körpers, die du bisher ausgelassen hast (ca. 2 bis 3 Min.).

○ Beobachte deinen Atem.

Recken nach allen Seiten (3b)

- ○ Nimm die Grundposition ein.
- ○ Stelle dir vor, daß dich unsichtbare Mauern einschließen und deine Bewegungsfreiheit stark einschränken – vorne, hinten, oben, rechts und links.
- ○ Stelle dir weiter vor, daß sie deinen Körper im Abstand von etwa 30 Zentimetern umgeben. Die Mauern sind stabil, aber du bist fähig, sie wegzudrücken.
- ○ Beginne dir nun Raum zu schaffen, indem du mit deinen Händen die imaginären Mauern wegdrückst, über deinem Kopf, vor deiner Brust, in deinem Rücken, wo auch immer. Setze deinen ganzen Körper ein, Hände, Rücken, Ellenbogen, Hüften, Füße.
  Mache dir den Raum so groß, wie es für dich notwendig ist.
- ○ Beobachte deinen Atem.
- ○ Es mag sein, daß sich noch Reste der unsichtbaren Mauer in dem von dir nun freigemachten Raum befinden.
  Stoße sie mit schnellen Arm- und Beinbewegungen aus »deinem Raum«. Achte dabei auf deinen Atem.
- ○ Du hast jetzt viel Raum, so viel, wie du brauchst, und noch weit mehr.
  Dehne und strecke dich in diesem Raum nach allen Seiten.
  Versuche entfernte imaginäre Gegenstände in deinem Raum zu erreichen. Strecke dich danach aus wie etwa nach einem hochhängenden Apfel, den du nur auf Zehenspitzen stehend erreichen kannst.
- ○ Beobachte deinen Atem.
- ○ Atme abschließend eine Sequenz, und ruhe einige Minuten.

Recken im Sitzen (3c)

- ○ Recke und strecke dich auf einem Stuhl sitzend nach allen Seiten, nach oben, nach unten, nach rechts und links, nach vorne und hinten.
- ○ Setze dich anschließend auf den Boden, und strecke dich auch hier nach allen Richtungen. Du wirst dabei immer noch Muskelpartien entdecken, die du noch nicht voll gestreckt hast.

- ○ Atme entspannt in jede Streckung, laß dir Zeit und lege Pausen ein, in denen du deinen Atemfluß bewußt beobachtest.

Ausrecken im Liegen (3d)

- ○ Recke und strecke dich auf dem Rücken liegend, in Bauch- und Seitenlage (rechte und linke Seite). Nimm dir für jede Position ausreichend Zeit. Achte auf deinen Atem.
- ○ Abschließend lege dich auf den Rücken, deine Arme sind über den Kopf hinaus ausgestreckt. Strecke nun dein linkes Bein und deinen linken Arm gleichzeitig, soweit es nur irgend geht. Die Streckung nimmt dabei ihren Ausgang in der linken Taillenbucht (je 4 mal). Anschließend strecke ebenso die rechte Seite (je 4 mal). Zwischen jedem Strecken lege eine kurze Pause ein, in der du dich entspannst und sanft atmest.
- ○ Ruhe danach auf der linken Seite in Fötushaltung (Abb. auf Seite 46), und atme eine Grundsequenz.

Ausrecken wie eine Katze (3e)

- ○ Begib dich in die »Vierfüßler«-Position auf die Knie.
- ○ Recke und strecke dich nun wie eine Katze, die nach der Ruhe ihr Lager verläßt.
- ○ Mache einen Katzenbuckel, und recke dich wieder aus. Wiederhole die Bewegung mehrfach.
- ○ Laß dir dabei Zeit, und beobachte deinen Atem.
- ○ Atme anschließend in einer bequemen Haltung eine Sequenz.

Grimassenschneiden (3f)

- ○ Verziehe dein Gesicht, und schneide die ausgefallensten Grimassen, die dir einfallen. Auf diese Weise dehnst und streckst du alle Gesichtsmuskeln.
- ○ Falls du Lust hast, nimm einen Spiegel, und sieh zu, wie sich dein Gesicht verändert, wenn du deine Nase rümpfst, angeekelt schaust, die Zunge herausstreckst oder freundlich lächelst.
- ○ Entspanne dich dann, schließe die Augen, und atme eine Sequenz.

Augenrollen (3g)

- ○ Setze dich aufrecht hin, und schließe deine Augenlider.
- ○ Halte deinen Kopf ruhig, und bewege deine Augäpfel nach rechts und links, so als ob du den Ballwechsel eines Tennisspieles verfolgen würdest (4–10 mal).
  Atme entspannt.
- ○ Bewege deine Augen bei geschlossenen Lidern mehrmals nach oben und unten, als wenn du einen hohen Baum aus etwa zehn bis fünfzehn Metern Entfernung von den Wurzeln bis zur Krone mustern würdest (4–10 mal). Deinen Kopf hältst du auch bei dieser Übung ruhig.
- ○ Laß deine Augäpfel in den Augenhöhlen kreisen, zuerst gegen den Uhrzeigersinn, dann im Uhrzeigersinn (je 4–10 mal).
- ○ Bleibe nach dieser Übungsreihe mit geschlossenen Augen noch etwa eine Minute in der Position, in der du die Übung ausgeführt hast, entspanne den Bereich um deine Augen mit jedem Ausatmen, stelle dir vor, daß deine Augen und die Augenhöhlen dabei angenehm warm werden, etwa so, als würde die Sonne darauf scheinen.

Durch die Augen ausatmen (3h)

- ○ Sitze aufrecht, und schaue entspannt und »passiv« auf einen Gegenstand, der etwa drei Meter von dir entfernt ist.
- ○ Beginne zu atmen, und stelle dir dabei vor, daß dein warmer wohltuender Ausatem durch deine Augäpfel nach außen strömt.
- ○ Atme so eine oder mehrere Sequenzen.
- ○ Schließe dann deine Augen, und spüre der Wirkung nach.
- ○ Atme anschließend eine oder mehrere Grundsequenzen.

Wirkung:

Die letzten beiden Übungen vermindern emotionale Blockaden im Augenbereich.

Strecken des Lungenmeridians (3i)

- ○ Durch diese Übung streckst du den Lungenmeridian und stimulierst deinen Atem außerordentlich. Sie ist sehr geeignet als Vorübung zu einer Atemsitzung.
- ○ Nimm die Grundposition ein, und hake die Daumen deiner Hände hinter deinem Rücken zusammen.
  Beuge dich vorne über, und hebe gleichzeitig deine Arme an (Abb. Seite 134), entspanne dich völlig und atme fließend.
- ○ Verharre in der Haltung ruhig atmend, solange es dir angenehm ist, und bewege dich anschließend sehr langsam zurück in die Ausgangshaltung.
- ○ Atme dann in der Grundposition eine oder mehrere Sequenzen.

Oft werde ich gefragt, ob es förderlich sei, vor einer Atemsitzung Yogaübungen auszuführen. Ich kann das nur bejahen und es jedem empfehlen, der in Yogaübungen durch einen Yoga-Lehrer oder eine Yoga-Lehrerin eingeführt wurde.

Hatha-Yoga, mit seinen Dehn- und Streckübungen, befreit unseren Körper allmählich von emotionalen Schlacken. Doch das ist nur eine seiner vielen Wirkungen, es stimuliert außerdem auch die inneren Organe unseres Körpers, regt die Funktion der Drüsen an, reinigt unsere Gedanken, öffnet unsere Atmung und harmonisiert die Energien aller sieben Chakras.

Yoga ist ein wunderbar ausgewogenes System, das unsere ganze Person, das heißt unseren Körper, unsere Psyche und unser Bewußtsein einbezieht.

Feuerkraft – An die eigenen Grenzen gehen

In Ausnahmesituationen erfahren wir, daß wir Leistungen vollbringen können, die wir nie für möglich gehalten hätten. Dabei gehen wir an unsere normalen Grenzen und oft weit darüber hinaus. Möglich wird das durch die Feuerkraft des Manipuraka.

Je weniger von der ganzen Breite unserer Fähigkeiten im Berufsleben beansprucht wird, desto mehr verlangen wir geradezu danach, auch andere Fähigkeiten von uns zu erfahren und dabei an unsere Grenzen zu gehen. Der Grund ist einfach, es befriedigt ungemein.

Ein Bereich, in dem wir das selbstbestimmt tun können, ist sportliche Betätigung. Wenn wir uns körperlich bewegen, bringen wir die Feuerkraft direkt in Bewegung und ziehen Befriedigung daraus.

Diese Übung wird deine dritte Chakra-Energie kräftig anregen:

Seilspringen (4)

- ○ Nimm ein Springseil zur Hand, und springe, solange du kannst, gehe an deine Grenze.
- ○ Beobachte anschließend deinen Atem in Grundposition.
- ○ Nach einer ausreichend langen Verschnaufpause wiederhole die Übung, und koordiniere deinen Atem jetzt bewußt mit dem Rhythmus, in dem du springst.
  Wie weit kannst du deine »Leistung« steigern, ohne den bewußten Kontakt zu deinem Atem und deinem Springen zu verlieren?
- ○ Wieder in Ruhestellung, beobachte weiter deinen Atem.
- ○ Was hast du im ersten und was im zweiten Teil der Übung wahrgenommen?
- ○ Jetzt im dritten Teil der Übung laß jeden Leistungsanspruch fallen. Springe so locker und entspannt, wie es dir nur möglich ist, und bringe deine Bewegungen und deinen Atem miteinander in Einklang.
- ○ Spüre dann der Übung in Grundposition nach, und atme dann eine Grundsequenz.
- ○ Welcher Übungsabschnitt war dir am angenehmsten?

Bewußtes Laufen (5)

Beim Laufen oder auch »Joggen« bleibt bei den meisten Läufern der Energiefluß auf das Niveau des dritten Chakras beschränkt. Wer Jogging macht, will sich fit halten, Pfunde verlieren und etwas für seine Gesundheit tun. Seine Ziele legt er dabei vom Kopf her fest, Leistungswille treibt ihn an. Das ist an sich in Ordnung, nur verschenkt der Jogger in der Regel die Möglichkeit, auch die Energien der anderen Chakras, vor allen des ersten, für sein Laufen zu nutzen.

Ich bin immer wieder erstaunt darüber, Läufer zu beobachten, die kaum Bodenkontakt haben. Ihr Laufen vermittelt den Eindruck, als würden sie durch eine Schnur vorangezogen, die in der Höhe des Solarplexus (drittes Chakra) befestigt ist. Außerdem verschenken Jogger meist auch die Unterstützung, die sie durch bewußtes rhythmisches Atmen durch die Nase erhalten könnten.

Am Schluß der Übungen zum Ausstrahlungsbereich des dritten Chakras will ich daher Anregungen für bewußtes Laufen geben:

- Laß, wenn du laufen willst, alle Pläne über die Länge der Laufstrecke fallen, und laß deine Stoppuhr und auch deine Leistungsansprüche an dich selbst zu Hause.
- Wähle eine Strecke möglichst weit ab von jedem Autoverkehr, meide gepflasterte oder asphaltierte Wege.
- Nach einigen Dehn- und Streckübungen führe die Stampf- oder Springübung aus dem 5. Kapitel aus.
- Sobald du guten Kontakt zum Boden und zu deinem Atem hast, gehe zunächst zügig und entspannt etwa fünfzig bis hundert Meter weit, und halte währenddessen, wie auch dann beim Laufen, immer bewußte Verbindung zum Boden und zu deinem rhythmischen Atem; atme durch die Nase.
- Beginne dann, locker zu laufen, und federe jeden deiner Schritte in den Knien gut ab. Hals, Schultern, Arme und Rückgrat sind dabei entspannt.
  Dein Atem fließt bis hinunter ins Becken, deine Aufmerksamkeit richtest du auf deine Fußsohlen.
- Sobald du den Kontakt mit dem Boden oder mit deinem rhythmischen Atem verloren hast, gehe wieder ein Stück im Schritt, schüttle und lockere dabei alle deine Glieder.
- Wenn du so nach mehrmaligem Wechsel zwischen Gehen und Laufen »deinen« Laufrhythmus gefunden hast, richte nun deine ganze Aufmerksamkeit beim Laufen auf den Kontakt zwischen deinen Fußsohlen und dem Boden, und stelle dir vor, daß du durch die Fußsohlen ein- und ausatmest.

○ Wie ist das für dich?

Für mich beginnt an diesem Punkt eigentlich erst das wirkliche Laufen, es entspannt und erdet mich, und es wird für mich völlig belanglos, wie lange oder wie weit ich laufe.

9

Der Ausstrahlungsbereich des vierten Energiezentrums

Das Seinsprinzip (Tattva) des vierten Energiezentrums Anahata ist das Element Luft. Es liegt im Brustbereich, den unsere Lungen und unser Herz ausfüllen. Luft durchdringt die anderen Elemente, es vermischt sich mit Wasser, nährt das Feuer und gibt der Flamme Raum, es dringt in die Poren des Gesteins und trägt den Klang zu unserem Ohr.

Luft ist das Element, das uns einhüllt und unsere Lungen ausfüllt, es kreist in unserem Blut und ermöglicht die Verbrennung von Nährstoffen in unseren Zellen. Luft hat etwas Sanftes, Flüchtiges, wir durchschreiten sie mühelos, sie behindert uns nicht und stellt sich uns nicht in den Weg wie Feuer (als Flamme), Wasser (als See, Meer oder Fluß), Erde (als Berge oder Felsen).

Das Element Luft zwingt nicht, es gibt den anderen Elementen in sich Raum. Wenn es uns bedrängt, dann sind die anderen Elemente in ihm wirksam. Wenn es Rauch enthält oder bei Sturm in starke Bewegung gerät, wird es durch das Element Feuer beeinflußt. (Luftbewegungen, das wissen wir, haben ihre Ursache in der Erwärmung von Luftschichten durch die Sonne, und Wind oder Sturm sind nichts anderes als die Ausgleichsbewegungen zwischen Luftmassen unterschiedlicher Wärme.)

Veranschaulichen wir uns doch einmal die Qualität der vier unteren Elemente und sehen uns an, wie sie sich in einer Pflanze, etwa einem Baum, abbilden. Die Wurzeln verbildlichen seine Erde, der Saft sein Wasser, der Stamm, der die Krone trägt, seine Wachstumskraft, das Feuer, und die Zweige mit ihren Blättern, die sich im Raum ausdehnen, sein Element Luft. Luft ist das am wenigsten Kompakte der vier unteren Elemente. Es repräsentiert Weite, Offenheit, Raum.

Wenn wir auf dem Gipfel eines Berges stehen und um uns schauen, so vertieft sich beinahe automatisch unser Atem, unsere Gedanken werden »beflügelt«, unser Herz weit, und wir haben bisweilen ein Gefühl, als könnten wir die ganze Welt umarmen. Auf der psychischen Ebene bedeutet das Element Luft das Raumschaffende in uns.

Es bewirkt von seiner Natur her, daß alles in uns zu seinem »Recht« kommt und seinen »Raum« erhält. Wenn wir einmal viele Schwierigkeiten und Mühen bewältigen müssen und, davon erschöpft, innehalten und aufhören zu kämpfen, erleben wir, daß sie plötzlich »wie weggeblasen« sind, sich alles wie von alleine ordnet und auf seinen Platz fällt.

Wenn das geschieht, dann lassen wir das Tattva Luft für uns arbeiten. Wir geben dann uns und anderen Menschen Raum, ebenso den Schwierigkeiten, die unsere Handlungsfreiheit einschränken. Dadurch werden wir offen für Möglichkeiten der Lösung, die wir zuvor nicht gesehen haben.

Luft hüllt uns ein, daher ist auch die Haut, das Organ, das uns einhüllt, dem Element Luft zugehörig und ebenso ihr Sinnesorgan, der Tastsinn. Haut ist die »Grenze« unseres Körpers zur Umwelt. Außerdem ist sie Schutzhülle gegen Kälte, Wärme, Feuchtigkeit, Strahlen, Verletzungen. Gleichzeitig ist sie aber auch unser »Fühlorgan«, durch das wir mit der Außenwelt in Beziehung treten – und wichtigstes Kontaktorgan unseres Körpers.

Auf der physischen wie der psychischen Ebene bedeutet Kontakt eine Wechselbewegung zwischen innen und außen. Das meint, daß wir uns im Kontakt öffnen und nach außen gehen – und dann wieder zurück nach innen gehen, um dem Kontakt nachzuspüren und ihn zu verarbeiten. Kontakt findet statt, wenn jemand zu uns kommt und uns von seinen Sorgen erzählt. Wir öffnen uns seinen Worten, nehmen sie mitfühlend auf, lassen sie in uns wirken und geben ihm Trost oder Rat.

Eine solche Begegnung ist wie ein Pendeln um eine Grenze (in der Gestalttherapie Kontaktgrenze genannt). Sie ist die Mitte zwischen zwei extremen Polen, deren einer die grenzenlose Offenheit ist, die uns extrem verletzlich macht. Der andere ist die totale Abgrenzung, in der uns nichts mehr »berühren« kann. Der eine Pol läßt sich vergleichen mit einem rohen Ei ohne Schale, das bei der kleinsten Berührung zerquetscht wird, der andere mit einem Ritter, der – für »Berührung« unerreichbar – in einer Eisenrüstung steckt.

Diese Grenze bei sich und im Kontakt zu anderen Menschen wahrzunehmen ist nicht leicht und setzt voraus, daß wir uns in jeder Situation neu auf die Umgebung und auf andere Personen innerlich »einstimmen«. Wird diese Grenze anhaltend überschritten, etwa durch Kontaktanforderungen im Berufsleben, die wir nicht mehr fühlend verarbeiten können, denen wir uns aber aus »sachlichen« Gründen auch nicht entziehen können, dann erfahren wir das als Streß. Dessen deutlichste körperliche Symptome fühlen wir als Gefühle von Enge im Brustbereich.

Das ist ein Versuch des Organismus, unser Kontaktzentrum – das Herz-Chakra – zu schützen, indem er es abschließt. Doch die Kraft, die er dabei einsetzt, richtet sich auch gegen ihn selbst. So kommt es zu Störungen in dieser Körperregion, zu Herzleiden und Herzinfarkt, die an der Spitze der schweren Erkrankungen in hochindustrialisierten Gesellschaften stehen.

Dieses Stichwort bringt uns noch kurz auf das Thema Zigarettenrauchen. Gemeinsames Inhalieren von Rauch in einer Gruppe wie z. B. bei den Indianern, ist in ihrer ursprünglichen Bedeutung eine rituelle Handlung, die zum Ausdruck bringt, wir atmen alle die gleiche Luft, wir sind alle Brüder und eins im Geist. Daß alle Personen in einem Raum die gleiche Luft atmen und so über ihre Lungen miteinander in Kontakt stehen, ist offensichtlich, doch wenigen Menschen ist die tiefere Bedeutung davon bewußt. Allenfalls ist in den letzten Jahren einer breiten Öffentlichkeit klargeworden, daß Nichtraucher den Zigarettenqualm mit einatmen, wenn sie sich mit Rauchern im gleichen Raum aufhalten. Rauchen als Mittel gewohnheitsmäßigen Konsums ist allerdings auch anders zu bewerten als das gemeinsame Rauchen der Friedenspfeife. Zigarettenrauchen ist oft zum Ersatz für echten fühlenden Kontakt zwischen Menschen geworden. Unsere Zigarettenwerbung trifft da genau den Punkt, denn sie zeigt entweder Menschen, die die Gemeinsamkeit genießen – mit der Zigarette in der Hand –, oder den einsamen Naturburschen oder Cowboy, der fern ab von jedem

Kontakt mit anderen Menschen nichts braucht als »seine« Zigarette, für die er kilometerweit durch Dickicht und Gestrüpp geht. Besonders stark geraucht wird meist dann, wenn echter Kontakt vermieden wird oder nicht unbedingt angebracht ist, etwa bei Geschäftsbesprechungen, wenn es um »sachliche« Probleme geht, die Streß schaffen. Rauchen drückt dabei nichts anderes aus als ein intensives Bedürfnis nach fühlendem Kontakt zum anderen, dem man in der gegebenen Situation nur sachlich begegnen will.

Haut und Lungen sind unsere Austauschorgane, mit denen wir mit der Umwelt in direkten Bezug treten. Symptome für einen gestörten Kontakt mit der Umwelt zeigen sich deshalb auch in vielen Varianten an der Haut – als Juckreiz, Schorf, Flechten, Hautallergien –, ebenso im Atem, wobei hier die dramatischsten Symptome Hyperventilation und Asthma sind. Auf beide Symptome werde ich im Kapitel »Atemhemmungen« ausführlicher eingehen.

Unser viertes Energiezentrum versinnbildlicht auch das Gleichgewicht von Geben und Empfangen. Es gibt einen Ausspruch, der besagt, daß Geben seliger sei denn Nehmen. Dieser Ausspruch enthält eine Bewertung. Diese entspricht aber nicht dem, was uns die Gesetze der Natur lehren. Was geschieht, wenn ein Fluß mehr Wasser abgibt, als er aufnimmt? Er wird bald versiegen und ein trockenes Flußbett zurücklassen. Und ein Fluß, der mehr Wasser aufnimmt, als er abgibt, wird schnell über die Ufer treten und zu einer grenzenlosen Wasserfläche anwachsen.

Besonders unsere Atemtätigkeit zeigt sehr anschaulich die Notwendigkeit einer ausgewogenen Balance zwischen Geben und Empfangen. Schon ein kleines Ungleichgewicht kann große Auswirkungen haben und zu Atemnot führen. Bei wenigen Menschen fließt der Aus- und Einatem wirklich gleichmäßig und ausgewogen. Je nach unserer Gemütslage und dem »Atemmuster«, das wir in unserem bisherigen Leben entwickelt haben, zeigt sich ein, wenn auch noch so kleines, Ungleichgewicht. Je nachdem, ob wir es in unserem Einatem oder unserem Ausatem beobachten, ist die Balance mehr zum Annehmen oder zum Loslassen (Geben) hin verschoben. Wenn wir dann aufmerksam geworden und näher hinsehen, können wir diese Verschiebung im

Gleichgewicht von Geben und Empfangen auch in allen anderen Persönlichkeitsbereichen bei uns wahrnehmen.

Die Energie, die vom vierten Zentrum ausgeht, will ich hier Gefühlsenergie nennen. Sie ist ungleich feiner als die handelnde Kraft unseres dritten Chakras, für die ich den Begriff emotionale Energie eingeführt habe. Gefühlsenergie ist flüchtig, kaum greifbar und vergleichbar dem Wind, der die Blätter bewegt. Sie zwingt nicht, und doch hat sie Kraft zu bewegen, zu öffnen und zu verändern.

Der emotionalen Energie entspricht der aggressive Schrei oder die kraftvolle Handlung, der Gefühls-Energie ein befreiender Seufzer, der den Druck von der Brust nimmt und das loslassen hilft, was meist undefinierbar auf uns lastet.

Oft geschieht es in Atemsitzungen, daß der Atmende plötzlich zu schluchzen beginnt; die sanfte Kraft der vierten Chakraenergie hat etwas in Bewegung gebracht und frei werden lassen, das ihn eingeengt hatte. Sobald Menschen davon sprechen, daß sie sich beengt fühlen, daß sie nicht zum Atemholen kommen, setzen sie sich wahrscheinlich Situationen aus, die ihre vierte Chakra-Energie zum Stocken bringen.

Gefühlsenergie umfaßt sowohl unser Vermögen, uns der Außenwelt zu öffnen und sie innerlich fühlend zu erleben, als auch die Fähigkeit, in uns hineinzuspüren und unsere Innenwelt wahrzunehmen. Wenn die Energie des vierten Chakras frei strömt, sind wir fähig, uns auf andere Menschen und neue Situationen angemessen »einzustimmen« und mitzuschwingen, ohne uns aufzugeben. Gefühlsenergie steht für unser Vermögen, uns einzufühlen und mitzufühlen, für unsere Fähigkeit, Sympathie und Zuneigung zu empfinden, und für Gefühle der Sehnsucht, Barmherzigkeit, der Freude und des Glücks.

Ich habe in vorangegangenen Kapiteln schon ausführlicher darüber geschrieben, daß das Herz-Chakra unser Zentrum der Heilung und der Liebe ist. Heilung und Liebe gehören zusammen; Liebe ist Heilung. Wenn wir liebevoll mit uns und mit anderen umgehen, heilen wir uns.

DIE VIERTE CHAKRA-ENERGIE IN STICHWORTEN:

- *Lage:* auf Höhe der Thymusdrüse an der Wirbelsäule
- *Element:* Luft
- *Luft repräsentiert als Element:*
  Leichtigkeit, Flüchtigkeit, Raum, Weite
  Durchdringung
- *Luft repräsentiert auf der Körperebene:*
  Körperinnenraum, Körperumraum
  Lungen, Haut, Fühlen, Tasten
  Atemluft, Gasaustausch in den Zellen
  Die Polarität (das Körpergleichgewicht) Innen/Außen
- *Luft repräsentiert auf der psychischen Ebene:*
  Gefühlsenergie
  Sensibilität, Sensitivität, Einfühlungsvermögen
  Sympathie, Zuneigung, Mitgefühl, Sehnsucht
  Mut, Hochmut, Stolz
  Die Pole: Kontakt/Isolation, Grenze/Grenzenlosigkeit, Offenheit/Geschlossenheit, Geben/Nehmen.
  Liebe, Heilung

MÖGLICHE HINWEISE AUF MANGELNDES STRÖMEN DER VIERTEN CHAKRA-ENERGIE

- Mangelnder Kontakt zum eigenen Körper, Gefühlen, Emotionen
- Kontaktschwierigkeit im Umgang mit anderen Menschen
- sich unfrei und eingeengt fühlen
- mangelnde Fähigkeit, sich abzugrenzen, Berührungsängste
- Klagen über Streß, Herzstechen und Enge im Brustbereich
- Hautleiden, Allergien
- Atemnot, flache Brustatmung, Zigarettenrauchen
- Atemstörungen, Hyperventilation, Asthma

ÜBUNGEN ZUM AUSSTRAHLUNGSBEREICH DES VIERTEN ENERGIEZENTRUMS

Wahrnehmungsübungen

An den Anfang der Übungen zum vierten Energiezentrum stelle ich Wahrnehmungsübungen. Sie bringen dich in Kontakt mit deinem Körper, deinen Empfindungen, deinen Emotionen, deinen Phantasien, und dem Ort, an dem du übst. Außerdem schulen sie deine Fähigkeit, deinen Atem zu beobachten. Bewerte deine Wahrnehmungen weder positiv noch negativ. Beobachte allein, was jetzt in diesem Moment ist.

Erde dich bewußt nach jeder Übung.

Wahrnehmen des Umraumes (1a)

- Sitze aufrecht, und nimm wahr, was du um dich herum siehst, gehe dabei ins Detail.
- Spreche innerlich den Satz: Jetzt nehme ich wahr…, und schließe dann an, worauf deine Aufmerksamkeit in diesem Moment gerichtet ist. Zum Beispiel: Jetzt nehme ich das Kissen auf meinem Arbeitsstuhl wahr; jetzt nehme ich sein verblichenes rotes Rautenmuster wahr; jetzt nehme ich mein graues Notizbuch wahr, das aufgeschlagen darauf liegt, und so weiter.
- Beobachte, in welche Bereiche des Raumes dich diese Übung führt.
- Richte dann deine Aufmerksamkeit auf den Teil des Raumes, den du bisher nicht beachtet hast.
- Nach etwa fünf Minuten schließe deine Augen, und beobachte deinen Atem.

Körperwahrnehmung (1b)

- Sitze aufrecht und mit geschlossenen Augen, und richte deine Aufmerksamkeit auf deinen Körper.
- Sei spezifisch, und spreche auch jetzt bei jeder Wahrnehmung innerlich den Satz: Jetzt nehme ich wahr…

  Hier einige Beispiele dazu: Jetzt nehme ich das Jucken an meinem linken Ellenbogen wahr; jetzt nehme ich den Druck meines Gürtels auf meinen Bauch wahr, jetzt nehme ich das schnelle Schlagen meines Herzens wahr, jetzt nehme ich Stiche in meiner linken Seite wahr, und sofort.

- Wohin geht deine Aufmerksamkeit?
  Ist deine Wahrnehmung mehr auf deinen Körperinnenraum oder auf die Peripherie deines Körpers (etwa deine Haut) gerichtet?
- Welche Bereiche deines Körpers erfaßt deine Wahrnehmung vor allem?
- Richte deine Aufmerksamkeit nun bewußt auf die Körperregionen, die du bisher nicht beachtet hast.
- Nach einigen Minuten halte inne, atme entspannt eine Grundsequenz, und ruhe dann.

Wahrnehmungen von Gefühlen und Emotionen (1c)

- Schließe aufrecht sitzend erneut deine Augen, und spüre deinen Gefühlen und Emotionen nach.
- Spreche wieder innerlich den Satz: Jetzt nehme ich wahr..., und schließe dann das Gefühl an, dessen du dir im Moment bewußt bist, oder die Emotion, die in dir aufsteigt.
- Beobachte anschließend deinen Atem.

Wahrnehmung von Bildern und Gedanken (1d)

- Wie bei den vorangegangenen Übungen vergegenwärtige dir jetzt die Bilder und Gedanken, die in dir aufsteigen.
- Beobachte, welche Gedanken und Bilder du willentlich erzeugst und welche von allein in dein Bewußtsein treten.
- Schließe die Übung mit einer Grundsequenz ab.

Sensibilisierung des Tastsinnes und der Haut (2)

Nimm dir für jede der nun folgenden Übungen wenigstens eine Minute Zeit, halte deine Augen geschlossen, und atme entspannt.

- Taste deine linke Hand mit deiner rechten ab, die Handinnenfläche, den Handrücken, die Finger, variiere den Druck. Wechsle nun, und taste mit deiner linken die rechte Hand ab.

- Betaste mit den Fingerspitzen beider Hände dein Gesicht und deinen ganzen Kopf.
- Streiche mit deinen Händen über deinen ganzen Körper.
- Nimm eine Frucht oder irgendeinen Gegenstand in die Hand, und taste ihn mit geschlossenen Augen ab.
- Atme abschließend eine Grundsequenz.

Wahrnehmen des Energiefeldes um den Körper (3)

Das Energiefeld zwischen den Händen (3a)

- Sitze aufrecht und entspannt. Bringe die Fingerkuppen beider Hände zusammen, und presse sie einige Sekunden kräftig gegeneinander. Achte dabei auf deinen Atem.
- Entspanne deine Hände und löse die Fingerkuppen ganz langsam voneinander, bis sie etwa ein bis zwei Zentimeter voneinander entfernt sind. Fühle den Luftraum zwischen deinen Handflächen.
- Wiederhole, falls notwendig, diesen Teil der Übung mehrmals.
- Entferne nun deine Hände langsam voneinander – etwa fünf bis zehn Zentimeter und führe sie wieder näher zusammen.
- Wiederhole auch diese Bewegung mehrmals, bis du das Kraftfeld zwischen deinen Händen spürst.

Das Energiefeld um die Gliedmaßen (3b)

- Reibe deine Hände warm, und berühre dann mit deiner rechten Handfläche deinen unbekleideten linken Unterarm, übe etwas Druck aus.
- Entferne deine Handfläche sehr langsam etwa zwei Zentimeter von deinem Unterarm.
- Erspüre das Energiefeld zwischen deinem Arm und deiner Handfläche und die Wärme, die von deinem Arm ausgeht.
- Wiederhole, falls nötig, diesen Teil der Übung mehrmals.
- Erspüre nun an anderen Bereichen deines Körpers dein Energiefeld und die Wärmeausstrahlung.
- An welchen Stellen deines Körpers fällt dir das leichter, an welchen schwerer?

- Achte während der gesamten Übung auf deinen Atem.

Das Energiefeld um deinen Körper (3c)

- Nimm die Grundposition ein und reibe zunächst deine Hände warm.
- Halte dann deine Hände in Höhe deines Nabels etwa 10 Zentimeter von deinem Körper entfernt. Die Handflächen sind einander zugekehrt und etwa 5–10 Zentimeter auseinander.
- Schlage nun in der Luft mit deinen Handkanten wechselweise nach unten, und zwar so, als würdest du einen deiner Schenkel mit einer Klopfmassage bearbeiten.
- Deine Oberarme und Schultern hältst du währenddessen ruhig und entspannt. Allein deine Unterarme bewegen sich mit.
- Variiere die Schnelligkeit der Bewegung, schlage dann für kurze Zeit so schnell du kannst. Laß auch während der schnellen Bewegung deinen Atem ruhig fließen.
- Stoppe die Bewegung dann plötzlich, und richte deine Aufmerksamkeit auf Hände und Unterarme und ihr Umfeld.
- Wenn du die Übung etwas ausdehnst und deine Hände während des Schlagens höher bewegst, kannst du nach einiger Übung das Kraftfeld auf deine Körpervorderseite, eventuell sogar um deinen ganzen Körper wahrnehmen.

Wirkung:

Die letzten drei Übungen machen deine Hände für energetische Ausstrahlung sensibel. So entwickelst du mit der Zeit ihre lösende und heilende Kraft. Wenn du das Gefühl hast, daß deine Hände oder dein Körperumfeld energetisch zu sehr aufgeladen sind, nimm ein Duschbad, oder halte zumindest deine Hände und deine Unterarme bis über die Ellbogen unter kaltes Wasser.

Öffnen des Atems

Diese Übungen öffnen deinen Atem, lösen Spannungen im Brustbereich und mindern Streß. Atme nach jedem Übungsteil eine Grundsequenz.

Körperinnenraum (4)

Den Brustraum weiten (4a)

- ○ Sitze aufrecht und gelöst, und beobachte zunächst eine Minute lang deinen sanft fließenden Atem und deinen Brustkorb, der sich rhythmisch weitet.
- ○ Lege dann beide Hände auf deine Brust, und lenke deinen Atem etwa eine Minute lang von innen her zu deinen Händen.
- ○ Richte schließlich deine Aufmerksamkeit ganz in deinen Brustinnenraum, und nimm wahr, wie dein Atem ihn weitet. Dabei ist es nicht wichtig, wie tief du atmest. Vermeide jedes angestrengte Atmen, und entspanne dich völlig.

Den Bauchraum weiten (4b)

- ○ Sitze aufrecht, und richte deinen Atem in den unteren Bauch. Beobachte eine Zeitlang den Atemfluß.
- ○ Lege nun deine Hände unterhalb deines Nabels auf, und atme von innen her etwa eine Minute zu deinen Händen.
- ○ Gehe anschließend mit deiner Aufmerksamkeit in deinen Bauchinnenraum, und beobachte, wie dein Atem diesen Bereich weitet.

Den Atem in die Hand senden (4c)

- ○ Reibe deine Hände warm.
- ○ Schließe nun deine linke Hand zu einer Faust, und öffne sie wieder, wiederhole das Öffnen und Schließen mehrfach.
- ○ Laß deine Hand in der Vorstellung warm werden, und beginne, gelöst zu atmen. Sobald dein Atem ruhig fließt, sende deinen entspannten Ausatem in deine linke Hand.

- Wie gelingt dir das?
- Falls es dir schwerfällt, deinen Atem in deine Hand zu senden, wiederhole die Vorübung.
- Wenn du deine Hand zuvor massierst, hilft auch das deinem Vorhaben; ebenso wenn du deine linke Hand mit der rechten während des Atmens berührst.
- Lenke nun nach Beendigung der ersten Übung deinen Atem in dein linkes Knie. Massiere es zuvor, und lege beide Hände auf.
- Wenn du regelmäßig übst, ist es dir nach einiger Zeit möglich, deinen entspannten Atem in jeden Bereich deines Körpers zu schicken.

Körperumraum (5)

Ertasten des Körperumraumes (5a)

- Sensibilisiere deine Hände, wie in den Übungen 3a, b, c.
- Stelle dir nun vor, daß die Luft um dich herum eine Substanz ist, die du mit deinen Händen gerade noch fühlen kannst.
  Sanft atmend ertaste mit völlig entspannten Händen den Raum um deinen Körper. Schiebe, wenn du ausatmest, die Luft mit sehr langsamen Bewegungen von dir weg.
- Atme anschließend eine Sequenz.

Heranholen und Wegschieben (5b)

- Stehe in Grundposition, gehe dabei jedoch jetzt etwas tiefer in die Knie als sonst, dadurch verstärkst du den Bodenkontakt.
- Strecke deine Arme in Brusthöhe nach vorne, deine Hände sind etwa zwanzig Zentimeter voneinander entfernt, deine Arme locker und die Ellbogen ganz leicht angewinkelt.
- Einatmend bewege deine Hände nun sehr langsam – die Handflächen sind dir zugekehrt – zur Brust, ausatmend bewegst du sie wieder von dir weg – die Handflächen sind nach außen gekehrt – dabei bleiben deine Hände immer auf gleicher Höhe.
- Das Heranholen und Wegschieben geschieht wie von alleine, verbunden mit deiner Atembewegung.
- Welche Wahrnehmung machst du?

Den Körperumraum mit Atem füllen (5c)

- ○ Halte, bequem sitzend, deine Hände im Abstand von etwa dreißig Zentimetern vor deine Brust, deine Handflächen sind dir zugewandt.
- ○ Stelle dir nun vor, daß du von der Brust aus deinen Ausatem zu deinen Händen sendest.

Die Haut

Das Bewußtsein auf die Haut richten (6)

- ○ Sitze entspannt aufrecht, und lege deine Hände locker in deinen Schoß, die Handflächen nach oben gekehrt.
- ○ Richte deinen Blick auf deine Handflächen, und atme entspannt, solange es dir angenehm ist.

Durch die Haut atmen (7)

- ○ Setze dich gelöst hin, und lenke dann deinen sanften Atem in irgendeinen Bereich deines Körpers, beispielsweise in deinen rechten Oberschenkel.
- ○ Sende zunächst für eine Minute deinen warmen Ausatem dorthin. Unterstütze das dadurch, daß du deine Hände auf die Körperstelle legst.
- ○ Sobald der Energiestrom deines Atems gut dort hinfließt, stelle dir vor, daß du nun durch deinen Oberschenkel ein- und ausatmest.
- ○ Atem so wenigstens eine Minute.

Durch die gesamte Hautoberfläche atmen (8)

- ○ Diese Übung ist eine Erweiterung der vorangegangenen.
- ○ Klopfe zunächst deinen ganzen Körper ab (siehe Kapitel 6, Übung 1a), und streiche dann aufrecht sitzend etwa eine oder zwei Minuten lang mit deinen Händen sanft über deinen Körper.
- ○ Beginne, entspannt zu atmen, und verbinde das mit der Vorstellung, daß du durch deine gesamte Körperoberfläche ein- und ausatmest.

- Bleibe gelassen, wenn das nicht gleich gelingt, und vereinfache die Übung für dich, indem du deine Aufmerksamkeit zunächst nur auf ein Bein oder einen Arm richtest und dir vorstellst, daß du durch die Hautoberfläche dieses Beines – oder Armes –, aus- oder einatmest.

Wirkung:

Die Übungsreihe 6 bis 8 löst Spannungen im ganzen Körper und mindert Streß. Dusche dich, falls notwendig, auch nach dieser Übungsreihe, oder halte deine Hände und Unterarme bis zu den Ellbogen unter kaltes Wasser.

Durch Bewegung für den Atem Raum schaffen

Raum schaffen (9)

- Sitze aufrecht und gelöst. Deine entspannten Hände hältst du im Abstand von etwa dreißig Zentimetern vor deine Brust, die Handflächen sind deiner Brust zugekehrt.
- Wenn du nun einatmest, bewege deine Arme auf Höhe deiner Brust vom Körper weg und nach außen. Verbinde das mit der Vorstellung, daß dein Brustraum sehr weit wird. Wenn du ausatmest, kehre deine Arme wieder in ihre Ausgangsposition zurück.
- Atme so eine oder mehrere Minuten lang.

Vom Herzen aus atmen (10)

- Lege aufrecht sitzend beide Hände auf die Mitte deiner Brust, deine rechte Hand liegt über der linken.
- Wenn du nun einatmest, bewege sehr langsam deine Hände und Arme nach außen, und wenn du ausatmest, laß deine Hände ebenso langsam wieder an ihren Platz zurückkehren. Entspanne dich völlig in deinem Ausatem, und stelle dir beim Einatmen vor, daß dein Herz weit wird.
- Dies ist eine wunderbar lösende Übung, die ich sehr häufig in meinen Sitzungen anbiete.
- Öffne dich dabei Gefühlen und Empfindungen, die in dir sind.

Geben und Nehmen (11)

- ○ Wähle eine bequeme aufrechte Sitzhaltung, deine Hände liegen rechts und links auf deinen Oberschenkeln nahe am Körper, die Handflächen weisen nach oben.
- ○ Beginne, langsam zu atmen, und bewege deine Hände bei jedem Ausatem so, als würdest du jemandem eine Schale hochreichen. Beim Einatmen führst du sie wieder in ihre Ausgangslage zurück. Jede Hand beschreibt dabei eine langgestreckte Ellipse.
- ○ Atme so eine oder zwei Sequenzen.
- ○ Kehre nun deine Handflächen nach unten, und führe, wenn du einatmest, eine Bewegung aus, als würdest du etwas in deinen Schoß holen. Deine Hände bewegen sich auf derselben elliptischen Bahn wie zuvor, nur in umgekehrter Richtung.
- ○ Atme währenddessen eine oder mehrere Sequenzen.

Heilen

Mit den Übungen zum vierten Energiezentrum habe ich dir eine Auswahl von Übungen angeboten, die deine Sensitivität erhöhen und deine Fähigkeit, mit deinen Händen zu heilen, entwickeln helfen. Die wichtigsten Kräfte, andere Menschen und dich zu heilen, liegen jedoch allein in dir. Es sind deine mitfühlende Anteilnahme, deine Fähigkeit akzeptierend gegenwärtig zu sein, mit anderen Menschen Herzkontakt herzustellen, und es sind deine Worte, die einen anderen innerlich erreichen. So brauchst du keinen Medikamentenkoffer, du hast die »Instrumente« des Heilers und der Heilerin immer bei dir: deinen Atem, deine Hände, deine Anteilnahme, deine Worte, oder dein Schweigen.

Heilen mit dem Atem (12)

Heilende Wärme (12a)

- ○ Spüre in deinen Körper hinein, und lege dann intuitiv deine Hände auf den Bereich deines Körpers, den du heilen möchtest.

- Lenke Wärme und deinen entspannten Ausatem dorthin, und stelle dir vor, daß der Bereich weit und warm wird.

Heilendes Licht (12b)

- Sitze entspannt aufrecht, und stelle dir vor, daß jeder Einatem, den du in einen bestimmten Bereich deines Körpers sendest, Licht bringt und jeder Ausatem Dunkelheit wegnimmt.
- Atme so einige Minuten.

Das Herz erden (12c)

- Unser Herz ist verletzlich. Gib deinem Herzen Schutz dadurch, daß du in Gedanken eine Verbindung zwischen ihm und der Erde herstellst.
- Lege, während du entspannt atmest, deine linke Hand leicht auf deine Brust und deine rechte auf den Bereich unterhalb deines Nabels.
- Schließe ab mit der Übung 4b des 7. Kapitels und ruhe, solange du möchtest.

10

Der Ausstrahlungsbereich des fünften Energiezentrums

Das fünfte Energiezentrum (Vissuddha) liegt im Kehlbereich und strahlt direkt auf den oberen Schultergürtel, die Außenseiten der Arme, auf Hals und Nacken, Kiefer und Rachen und Ohren aus.

Sehen wir uns den Halsbereich näher an, denn er sagt uns durch seine Form und seine Lage im Körper viel über die Eigenart des fünften Chakras. Er ist der »Engpaß« in unserem Körper, vergleichbar einem Flaschenhals, er ist die Passage, durch die wir feste Nahrung und Flüssigkeit aufnehmen und durch die Luft in unsere Lungen aus- und einströmt. Auch beherbergt er die Stimmbänder, also die Organe, durch die wir – mit Sprache und Klang – zum Ausdruck bringen, was in uns lebt.

Das fünfte Chakra liegt am Übergang vom Kopf zum Rumpf, daher läßt es sich sowohl als Mittler zwischen Geist und Materie, Idee und Handlung ansehen, als auch als Brücke zwischen den Gedanken und Emotionen, Verstand und Gefühl und zwischen bewußter Kontrolle und Trieben oder Bedürfnissen.

Das Seinsprinzip dieses Zentrums ist das Element Äther, der Urstoff, aus dem sich, wie wir schon erfahren haben, die anderen Elemente Erde, Wasser, Feuer und Luft gebildet haben. Versinnbildlicht das Element Luft Offenheit für alles Neue, Vielfalt der Möglichkeiten und Geltenlassen all dessen, was in uns und um uns existiert, und versinnbildlicht damit in letzter Konsequenz Grenzenlosigkeit und Formlosigkeit, so steht das Element Äther für die formende Kraft in uns, die uns befähigt, aus der unendlichen Fülle von Möglichkeiten auszuwählen. Ihr verdanken wir die Fähigkeit, Entscheidungen zu treffen, Stellung zu beziehen und, falls nötig, uns abzugrenzen.

Wenn wir zum Beispiel ein Regal bauen wollen – schon diese Entscheidung ist Ausdruck ihrer Energie –, so müssen wir uns über seinen Zweck klar werden, das Material auswählen, aus dem es bestehen soll, entscheiden, wie hoch, wie breit und wie tief wir es brauchen, und wo wir es hinstellen. Oder wenn wir eine berufliche Tätigkeit wählen, entscheiden wir uns dafür, bestimmte Talente mehr zu entwickeln als andere. Das Visuddha-Chakra bringt die Energien aller anderen Chakras nach außen, sowohl zärtliche Gefühle (viertes Chakra), Aggressionen (drittes Chakra), oder Angst (erstes und zweites Chakra), als auch Gedanken und Ideen (sechstes Chakra) und Gebete oder Lobgesänge (siebtes Chakra). Sie alle können aber hier, im Halsbereich auch, buchstäblich »abgewürgt« werden, was gleichbedeutend ist mit einem Abwürgen unserer Lebendigkeit.

Das fünfte Zentrum ist nicht nur Ausdrucksorgan für unser Weinen, Lachen, Schreien und unsere Freude, sondern auch Sprachorgan und das Organ unseres kreativen Vermögens, das seinen Ausdruck findet in Dichtkunst, Gesang und Instrumentenspiel, bildenden Künsten, Tanz und Theaterspiel. Über dies Zentrum geben wir all unseren Fähigkeiten Form und unserem Leben Gestalt. Über die Sprache geben wir unserem Denken Form, wir äußern unsere Meinung, wirken auf die Umwelt und haben so »Fernwirkung«.

Interessant ist dabei, daß auch einer unserer Fernsinne, das Gehör mit diesem Zentrum verbunden ist.

Wenn wir etwas gestalten wollen, das ist offensichtlich, brauchen wir Abstand und Übersicht, um urteilen zu können, abzuwägen und das rechte Maß zu finden. Hier wirkt dann auch die Energie des sechsten Chakras mit unserem fünften Zentrum zusammen.

Ganz anders ist es mit dem »Nahsinn« des vierten Chakras, unserer Haut. Beim Erspüren und Fühlen sind wir dicht dran, da urteilen wir nicht. Im nahen Kontakt zu Personen und Dingen verlieren wir aber auch leicht den Überblick, können wir uns eher täuschen und – enttäuscht werden.

In unserer Entwicklung bedeutet die Energie des fünften Chakras, die Kraft, mit der wir unserer Persönlichkeit Form geben. Das heißt, daß wir selbständig werden, uns aus Abhängigkeiten (etwa der Eltern) lösen, auf eigenen Beinen stehen, kurz: »erwachsen« werden. Das bedeutet aber auch, daß wir Verantwortung übernehmen für unsere Handlungen, für die Art, wie wir leben, Verantwortung in der Familie, in der Beziehung zu anderen, in Beruf und Gesellschaft, und nicht zuletzt Verantwortung für unseren eigenen Atem. »Selbstrealisation« nennt Ad Stemerding diesen Prozeß, in dem wir unserem Leben Form geben: »Um einen guten Begriff von der Problematik von Selbstrealisation (via des fünften Chakra – Ergänzung des Autors) zu bekommen, ist es wichtig, zu verstehen, daß es hier nicht um eigene Inhalte geht, sondern ausschließlich um das Formgeben und Kanalisieren von anderen Energien.«

Am Anfang dieses Prozesses der Selbstrealisation steht zunächst, daß wir uns hören lassen und dadurch zum Ausdruck bringen, was wir brauchen, was uns Mißvergnügen bereitet und was uns weh tut. Der erste Schrei eines Neugeborenen läßt sich daher in den Satz fassen: »Hört mich, ich bin da.«

Wenn wir diesen ersten Schrei so begreifen, wird uns klar, wie verhängnisvoll es ist, wenn Geburtshelfer, Ärzte oder Eltern diesen ersten Schrei erzwingen – einmal abgesehen von den Ausnahmen, in denen das aus medizinischen Gründen unumgänglich ist. Das Baby meldet sich dann auf unser Geheiß, es wird genötigt, einen Schritt, eine Äußerung früher zu tun, als es möchte oder kann. Auch Mittel, die die Geburt beschleunigen oder verzögern, stellen die gleiche Art von Zwang dar. Die Geburt ist der erste Schritt zur Unabhängigkeit, der erste Atemzug sein deutlichster Ausdruck.

Doch in vielen Fällen sind Bronchien und Kehle noch nicht frei von Fruchtwasser, wenn ein Neugeborenes zum ersten Atemzug genötigt wird, die lebensnotwendige Atemluft kommt dann vermischt mit Flüssigkeit in die Lungen – und das Neugeborene in die Nähe des Erstickens.

Die dabei erlebte Todesangst wird nicht vergessen, der Körper speichert die Erfahrung und entwickelt in Panik Reaktionsmuster, die er zukünftig in angsterregenden Situationen reproduziert und damit weiter verfestigt. Auch wenn ihre Ursachen komplexere Hintergründe haben, als in diesem drastischen Beispiel angesprochen, so verweisen

Atemstörungen doch in der Regel auf frühe Eingriffe in die Autonomie eines sich entwickelnden Individuums.

In unserer Persönlichkeitsentwicklung steht die fünfte Chakra-Energie für das Gleichgewicht Klein-Groß; das heißt, für Kindsein und Erwachsensein, abhängig und unabhängig, unselbständig und selbständig; fremdbestimmt und selbstbestimmt handeln; Hilfe annehmen und Hilfe geben; für Schwäche offenbaren und Kraft zeigen.

Alle diese Polaritäten sind allzeit in uns anwesend, auch wenn wir das »Erwachsenenalter« erreicht haben. Wenn wir zu weitgehend selbstbestimmtem Verhalten gefunden haben, sind wir jedoch in der Lage, jeweils dem Pol mehr Raum zu geben, der einer bestimmten Situation oder unserer momentanen Befindlichkeit angemessen ist. Denn in vielen Bereichen unseres Lebens sind wir eben abhängig, das heißt aber nicht, daß wir nicht in anderen nach wie vor unabhängig bleiben. Auch brauchen wir häufig Hilfe, was jedoch nicht bedeutet, daß wir deswegen klein, schwach und ohne Kraft sind.

Störungen im Gleichgewicht Klein-Groß treten dann auf, wenn wir uns nicht erlauben, schwach zu erscheinen, wenn wir es wirklich einmal sind, und uns statt dessen um jeden Preis stark geben wollen. Wird das zum Dauerzustand, führt diese »Haltung« auf der Körperebene zu Spannungen im Nackenbereich, im Schultergürtel und oberen Rücken, in den Armen, Oberschenkeln und Knien. Im Western- oder Django-Gang wird das nach außen hin sichtbar. Eine andere Ausformung erhält die Störung, wenn wir uns klein und hilflos machen, unsere Kraft verbergen und lieber Mitleid erregen wollen, dabei aber unsere Emotionen, vor allem unsere Wut, verbergen. Das führt zu Blockaden im Hals, Kehl- und Kieferbereich, deren konkrete Ausdrucksformen dann leises Sprechen, Stottern, Knirschen und Erkrankungen der Luftwege sein können.

Wegen der geschilderten Qualitäten des fünften Chakras, einmal als Ausdrucksinstanz aller anderen Chakra-Energien, und als formende Kraft unserer Person, arbeiten alle Wachstums-Methoden der humanistischen Psychologie sehr viel mit diesem Zentrum.

Die Energie, die vom Vissuddha ausgeht, ist Willensenergie, sie ist die Kraft, die etwas zur Form werden läßt. Ist sie außer Balance, so heißt das im einem Extrem, daß wir nicht wissen, was wir wollen, und uns allein an anderen orientieren, oder im anderen Extrem, daß wir uns antreiben, uns mit einem »ich will« und »ich muß« unter dauernden Druck setzen und uns »außer Atem« bringen.

Auch Willensenergie steht im Dienste der anderen Chakras. Verbunden mit der Energie des dritten Chakras repräsentiert sie unseren Handlungswillen. Ist er außer Balance, bedeutet das, daß wir entweder zu willenlosen Werkzeugen anderer, und zu urteilslosen Befehlsempfängern werden, oder die Energie ist Ausdruck unseres Willens zur Macht, der die Umwelt unterwirft und sich andere Menschen gefügig macht. Wille als Ausdruck des *Ich,* des *Ego,* bedeutet auch immer, daß wir nicht hinnehmen wollen, was gerade ansteht. Wir sind krank, aber wir wollen nicht krank sein, wir wollen uns in unseren Kreisen durch die Botschaft einer Krankheit nicht stören lassen. Der »Wille« des Ego bedeutet dann in letzter Konsequenz Kampf mit dem *Schicksal,* mit Gott. Dabei taucht die Frage auf, welcher Wille soll gelten, mein Wille oder sein Wille.

Heilung und Reinigung unserer Existenz über die Energie des Vissuddha heißt dann, daß wir unseren Willen in einen höheren Dienst stellen – daß wir lernen zu *dienen.* In der Lehre des Yoga wird das Karma-Yoga genannt, was soviel heißt wie uneigennützige zielgerichtete Handlung. Im christlichen Mönchstum finden wir das Streben nach Reinigung des Handlungs- und Formwillens ausgedrückt in der Anweisung »ora et labora«, bete und arbeite.

In Verbindung mit dem vierten Chakra finden wir Willensenergie als Kühnheit, Tollkühnheit und als Mut. Mut ist die positive aktive Kraft unseres Herzens, ohne die es keinen echten Wandel gibt.

DIE FÜNFTE CHAKRA-ENERGIE IN STICHWORTEN:

- *Lage:* im Kehlbereich
- *Element:* Äther
- *Äther repräsentiert als Element:* Verdichtung des Geistes in Stoff
  Verdichtung des Ungeformten zur Form
  Urstoff der Elemente Erde, Wasser, Feuer und Luft
  Klang (Schöpfungsklang) Wort (Schöpferwort)
- *Äther repräsentiert auf der Körperebene:* Die Polarität (das Körpergleichgewicht) Groß/Klein
  Hals, Stimmbänder, Ohren Körperform, Körperproportionen
- *Äther repräsentiert auf der psychischen Ebene:* Willensenergie
  Der Halsbereich ist Ausdrucksorgan für die Energien aller anderen Chakras
  Dem Ausdruck geben, was in mir ist Gestalt geben: – der Persönlichkeit, – dem eigenen Leben, – der Umwelt.
  Erwachsen werden, selbständig werden, Verantwortung
  Balance Abhängigkeit/Unabhängigkeit

MÖGLICHE HINWEISE AUF MANGELNDES STRÖMEN DER FÜNFTEN CHAKRA-ENERGIE

- Schwierigkeiten, Gefühle bzw. Emotionen auszudrücken
- Schwierigkeiten, für sich selbst aufzukommen und seinem Leben Gestalt zu geben
- Sich nicht entscheiden können
- Angst, erwachsen zu werden und Verantwortung zu übernehmen
- Größer und stärker erscheinen wollen, als man ist
- Seine eigene Kraft bremsen, sich klein und hilflos machen
- Verspannung und Blockaden im Nacken, Schulter, Hals und Kehlbereich
- Stimmprobleme, schwache Stimme, Ohrenleiden
- Atemprobleme: Asthma, Hyperventilation, chronische Bronchitis

Atemstörungen

In diesem Abschnitt werde ich ausführlich auf zwei dramatische Atemstörungen eingehen, die weit verbreitet sind, auf Hyperventilation und Asthma.

Was die Erscheinung Hyperventilation anbelangt, so leiden an ihr in Holland nach Schätzungen von Fachleuten etwa zehn Prozent aller Patienten, die einen Arzt aufsuchen.

Nach neuesten Untersuchungen* hat, bezogen auf die Gesamtbevölkerung, jeder fünfte eine mehr oder weniger offene Symptomatik im Bereich der Atemorgane entwickelt, wobei sie bei etwa fünf Prozent der Bevölkerung akut ist.

Vergegenwärtigen wir uns hier noch einmal, was Einatmen und Ausatmen bedeuten. Einatmen und Ausatmen ist ein Wechsel zwischen einer aktiven und einer passiven Bewegung. Was heißt das auf der psychischen Ebene?

Beim Einatmen gehen wir nach außen und nehmen die Welt in uns auf, beim Ausatmen lassen wir los, was in uns ist, und vertrauen uns der Welt an. Ein gestörter Einatem drückt deshalb Mißtrauen aus, gegenüber dem, was von außen zu uns kommt, ein gestörter Ausatem Angst, uns der Welt oder anderen Menschen zu überlassen und anzuvertrauen.

Die Atemstörungen Hyperventilation und Asthma sind Anfallsgeschehen und haben psychische Ursachen, die einmal auf gestörten Kontakt (Element Luft, viertes Chakra) hinweisen und vom Ort ihrer Ausformung her – Hyperventilation im oberen Brustbereich und Halsansatz, Asthma im Halsbereich – auf einen Konflikt im Prozeß des Selbständigwerdens und auf eine Ausdrucksproblematik (fünftes Chakra).

---

* Prof. Rühle, Universitätsklinik Freiburg

Hyperventilation

Hyperventilation heißt Überatmung, zuviel atmen. Wie aber ist das möglich? Können wir zuviel atmen?

Beschreibungen von Hyperventilationsanfällen in der Literatur und von Menschen, die darunter leiden, weisen eher darauf hin, daß der Betroffene zu wenig Luft bekommt. Er fühlt vor einem Anfall einen Druck auf der Brust und hat ein beengtes Gefühl im unteren Kehlbereich. Beim Atmen hat er die Tendenz, den Ausatem zu verlängern und alle Luft heraus zu pressen aus Angst, daß er danach nicht genug Luft »hereinnehmen« kann. Dazu kommen Kurzatmigkeit, Herzklopfen, ein flaues Gefühl im Kopf, mangelnde Konzentration, Spannungen in der Magengegend, Klaustrophobie, und während eines Anfalls die Erfahrung, daß der Atem sich selbständig macht und der Betroffene keine Kontrolle mehr über ihn hat.

Fachleute* nennen als weitere Symptome, die einen Anfall begleiten können: unkontrolliertes aggressives Verhalten, Angst, die Kontrolle zu verlieren, psychotisches und phobisches Verhalten. Auf dem Kulminationspunkt eines Anfalls hat der Hyperventilierende Angst zu ersticken. In der dramatischen Phase beginnt er, um den Atem zu kämpfen, und atmet heftig wie in Panik. Dabei verändert sich das Verhältnis zwischen Sauerstoff (0_2) und Kohlendioxyd (CO_2) in seinem Blut, der Sauerstoffgehalt des Blutes wird also höher – daher die Bezeichnung Hyperventilation –, der des Kohlendioxyds niedriger als beim normalen Atmen.

Diese Verschiebung wird von der Schulmedizin dem tiefen, schnellen Atem in Ruhestellung zugeschrieben. Auch wird sie für die körperlichen Symptome starkes Kribbeln und Tetanien (Verkrampfungen) im Gesicht, an den Händen und Füßen, Armen und Beinen verantwortlich gemacht. Durch Kalziuminjektionen sind diese schnell wieder zu lösen. Dennoch sind die biochemischen Prozesse, die durch einen Mangel an CO_2 im Blut die körperlichen Symptome verursachen, bisher weitgehend unbekannt, und die psychischen Symptome

---

* Dr. Th. Compernolle, u. a.

können auch auftreten, ohne daß es zu Tetanien kommt.* Außerdem gibt es die Erscheinung der spontanen Tetanie im Zusammenhang mit Angstzuständen. Und, was das Phänomen Hyperventilation noch komplexer erscheinen läßt, die Atempraxis zeigt, daß intensives entspanntes Atmen durch die Nase in Ruhestellung nicht zu Verkrampfungen führt.

Deshalb ist in vielen Fällen auch für einen Arzt ein Hyperventilationsanfall nicht klar zu erkennen. (So schreibt etwa Jaap Huibers, daß sein Hausarzt bei seinem ersten dramatischen Anfall zunächst eine Herzattacke diagnostizierte.)

Die wichtigste Botschaft der Symptome ist Angst, fundamentale Lebensangst, zu der der von einem Anfall Betroffene aber keinen bewußten Kontakt hat. Das weist auf seinen mangelnden Kontakt mit der Energie seines ersten Chakras hin und auf einen gestörten Energiefluß zwischen dem ersten und dem sechsten Chakra. Das körperliche Symptom der Tetanie, der Starre, belegt das zusätzlich. Die zweite Botschaft ist: mangelnder Kontakt zu seinen Emotionen. Zeichen dafür sind unkontrollierte Aggressivität und Spannungen in der Magengegend. Der Hyperventilierende kann weder seiner Angst noch seiner Aggressivität angemessen Ausdruck verleihen. Der Bioenergetiklehrer Alexander Lowen gibt ihm einen wichtigen Hinweis für die Arbeit an seinem Symptom: Tetanien verschwinden, sobald Gefühle und Emotionen ausgedrückt werden.

Der Holländer Jaap Huibers – selbst Betroffener – führt in einem Buch über Hyperventilation aus, daß Hyperventilierende sehr sensible, spirituell interessierte Menschen sind, die Schwierigkeiten haben, in der materiellen Welt zurechtzukommen, und die vermeiden, ihrem Leben feste Strukturen und einen bindenden Verpflichtungsrahmen zu geben. Auf Zwang zu solchen Verpflichtungen reagieren sie wie in einer Art Abwehr mit Anfällen. Der Hyperventilierende befindet sich also demnach im Streit mit der materiellen Welt, in einem tiefgreifenden Konflikt, den er die »Ich-Krise« nennt. Der Hyperventilierende kann die materielle Welt, die Welt des Kohlenstoffes mit ihrer Festig-

* Vgl. Dr. Th. Compernolle

keit (Kohlenstoff ist der Baustoff der materiellen Welt) nicht in Harmonie bringen mit der geistigen Welt des Sauerstoffs. Huiber schreibt: »Der Hyperventilationspatient will zurückkriechen in die Gebärmutter und aufs neue den intensivsten Augenblick, den Augenblick des Einverleibens des Geistes beim ersten Atemzug wiedererleben. Er ist in seinem tiefsten Wesen das Kind, das von Augenblick zu Augenblick seine Geburt, das heißt die erste Aufnahme von Sauerstoff neu erfahren will. Er kann als Erwachsener Sauerstoff und Kohlendioxyd, Geist und Materie nicht in Einklang bringen.«

Der Hyperventilierende sieht die Welt in Rastern. Die Welt ist hart und gefährlich, es ist gefährlich zu atmen, ich bekomme nicht genug Luft, ich bin Ereignissen und Menschen um mich herum ausgeliefert, meine Emotionen und Ängste überkommen mich, ohne daß ich Kontrolle darüber habe, ich habe nicht genug Grund unter den Füßen und fühle mich hilflos und ohnmächtig, ich wage nicht wirklich auszudrükken, was mich bewegt. Ich habe Angst zu versagen, ich will klein bleiben, die Realität ist so bedrohlich, daß ich sie nicht sehen will, ich fühle mich besser, wenn ich in Ideen und Phantasien flüchte, und ich bin nicht sicher, ob ich wirklich auf der Erde sein will. Es wird deutlich, daß der Hyperventilierende keinen bewußten Bezug zur Erde hat, keinen zu seinen Emotionen und zu sich selber.

Menschen, die hyperventilieren, haben zuwenig Kontakt zu ihrem Becken, ihren Beinen und Füßen und können daher ihre eigene Kraft nicht wirklich erfahren.

Bewußten Kontakt mit dem Boden herzustellen, ist dann auch der erste Schritt dazu, an der wirklichen Ursache ihres Symptoms zu arbeiten. Ein weiterer möglicher Schritt ist, daß sie bewußt Bilanz ziehen und genauer hinsehen, in welcher Realität sie leben, und dabei vor allem die Bereiche betrachten, die sie befriedigen, so daß sie allmählich lernen, Vertrauen in die materielle Wirklichkeit zu entwickeln. Ein wichtiger Schritt ist außerdem, daß sie die Fähigkeit entwickeln, ihre Angst und Wut auszudrücken.

Wenn ich mit einem Menschen mit dem Symptom Hyperventilation arbeite, so stelle ich an den Anfang eine lange Reihe von Erdungsübungen, dann Beckenübungen, Dehn- und Streckübungen und Übungen zum vierten und fünften Chakra. Meist fordere ich ihn auf, zuerst in Grundposition zu atmen, und dabei seinen Einatem völlig zu entspannen. Dann bitte ich ihn, aufrecht sitzend mit offenen Augen zu atmen und bewußt Bodenkontakt zu halten. Ich ermuntere ihn, weiter ganz sanft zu atmen und herauszufinden, in welchem Bereich seines Körpers er seinem Atem am besten Raum geben kann, dann rege ich ihn an, allmählich mehr Atemluft in seine Lungen einzulassen, seinen Atem abwechselnd schneller und langsamer fließen zu lassen, ihn einmal mehr in die Brust, dann wieder tiefer in den Bauch zu lenken. Auf diese Weise lernt er, mit seinem Atem zu spielen. Verfällt der Klient in einer Sitzung jedoch in sein gewohntes hektisches Atmen, so begleite ich ihn in der Erfahrung seines »Anfalls«, einer Erfahrung, die ihm ja normalerweise durch Kalziuminjektionen genommen wird. Ich fordere ihn auf, bewußt beim augenblicklichen Geschehen zu bleiben, seinen Emotionen, wenn er das will, Ausdruck zu verleihen und seinen Zustand zu akzeptieren. So verschwinden oft die Tetanien schlagartig, wenn er aufhört gegen sie anzukämpfen. Wenn er begleitet und daher ohne Panik bewußt durch die Erfahrung gehen kann, lernt er immer mehr, seinem Atem – und das heißt, gleichzeitig sich selber – zu vertrauen. Er gewinnt so Sicherheit gerade aus der Funktion seines Organismus heraus, die ja Kristallisationspunkt seiner Symptomatik ist.

In der Arbeit mit Hyperventilierenden habe ich gute Erfahrungen gemacht. Sie lösen sich relativ schnell nach einer überschaubaren Anzahl von Sitzungen von ihrem Symptom, und wenn sie weiter an dessen Ursachen arbeiten, kommt es kaum zu Rückfällen. Allerdings dauert es sehr lange, bis in ihrem Alltagsleben mehr Realitätsbezug sichtbar wird. Mit Menschen, die an Asthma leiden, ist die Arbeit schwieriger, und am schwierigsten wird sie mit Menschen, die unter dem Syndrom Atemnot oder chronische beziehungsweise spastische Bronchitis leiden. Denn hier haben sich die Symptome am engsten mit der Atmung verbunden. Auf die Symptomatik chronischer Bronchitis werde ich jedoch hier nicht eigens eingehen, denn sie hat im Kern die gleichen Ursachen wie Asthma.

Asthma

Hat das Symptom Hyperventilation sein Zentrum im oberen Brustbereich und reicht von da aus herauf in den Kehlbereich, so liegt das Zentrum von Asthmaanfällen im Hals und reicht von dort hinunter in die Bronchien. Auch in ihren Auswirkungen auf die Atembewegung unterscheiden sich die beiden deutlich. Während es dem Hyperventilierer schwerfällt einzuatmen, ziehen Menschen, die unter Asthma leiden, während eines Anfalls die Luft gierig ein und haben dann Schwierigkeiten, ihren Ausatem loszulassen. Einatmen und Ausatmen ist ein Prozeß des Nehmens und Gebens. Unter diesem Aspekt bedeuten die Einatemprobleme beim Hyperventilationsanfall, daß der Betroffene nicht aufnehmen will, was von außen kommt – nämlich die Welt des Kohlenstoffs. Wer unter Asthma leidet, hat dagegen Angst, sich der Welt anzuvertrauen und vor allem sich anderen Menschen zu überlassen. Er hat gelernt, sich abzuschließen, um das, was in ihm lebt, vor dem Zugriff anderer zu bewahren, und wenn er im Anfall gierig einatmet, dann deshalb, weil ihm etwas wichtiges vorenthalten wurde, nämlich wirkliche Nähe.

Während es beim Hyperventilierer um einen gestörten Kontakt zur materiellen Wirklichkeit geht und sein Erwachsenwerden darin besteht, daß er die »rauhe« Welt des Kohlenstoffs und ihre Gesetze anerkennen lernt, geht es bei demjenigen, der unter Asthma leidet, um seinen Kontakt zu anderen Menschen und um eine endgültige Loslösung von den Eltern. Denn im Kampf mit ihnen, meist mit einer übermächtigen Mutter, hat er sein Symptom entwickelt.

Wie genau entsteht nun diese Symptomatik? Nach der Geburt löst sich ein Kleinkind allmählich aus der Symbiose mit der Mutter. Der erste Schritt ist der, daß es selbständig atmet, weitere Schritte folgen, wenn es Zähne bekommt, wenn es kriecht, krabbelt, läuft. Diese Schritte in Richtung Unabhängigkeit sind die allerersten auf einem langen Weg. Die Eltern sind nach wie vor der beherrschende Mittelpunkt seines Lebens, die alles geben, Nahrung, Schutz, Liebe und Zärtlichkeit. Für das Kleinkind ist es notwendig, daß es in Übereinstimmung bleibt mit denen, die alles bereitstellen, was es braucht. Deshalb reagiert es sofort mit Selbstkontrolle, wenn seine zaghaften ersten Schritte in die Unabhängigkeit in irgendeiner Weise mißbilligt werden. Es gerät dabei jedoch in einen Konflikt, den es nicht lösen kann. Wenn es ungehemmt der Lust folgt, seinen Körper und die Umwelt zu entdecken, läuft es Gefahr, das ungeschmälerte Wohlwollen und die Zuwendung der Eltern zu verlieren.

Asthma ist nun ein Symptom, das sich im Kampf um die eigene Autonomie entwickelt. Er mußte sich der Macht der Eltern unterwerfen und hat mit seinen Anfällen ein Mittel gefunden, mit dem er seinerseits Druck auf seine Umwelt ausüben kann. Der Wille von außen »nimmt ihm den Atem«, und im Anfall nimmt er sich selbst den Atem, um seinem Willen Geltung zu verschaffen.

So ist seine Macht gleichzeitig seine Ohnmacht und sein Triumph, sich durchgesetzt zu haben, zugleich seine Erniedrigung. Er wurde klein gehalten, also erhebt er sich über andere und macht sie klein. Sein Instrument ist dabei sein – meist hochentwickelter – Verstand. Doch die Verachtung, die er der Umwelt oft entgegenbringt, hat ihren Gegenpol in seiner Selbstverachtung.

Wer unter Asthmaanfällen leidet, hat wenig Kontakt zu seinen Emotionen und hat nicht gelernt, sie angemessen auszudrücken. Sein Machtkampf ist kein offener, sondern ein indirekter. Er hat, da hoffnungslos unterlegen, gelernt, die offene Konfrontation mit der Umwelt zu vermeiden.

Der Kern seines Symptoms ist eine gestörte Balance zwischen den Polen Bindung und Freiheit, Abhängigkeit und Unabhängigkeit, Nähe und Distanz, Kontakt und Abgrenzung. Wobei sich die Kontaktproblematik besonders in der Form des allergischen Asthmas (Abgrenzung gegen Fremdes) und in Hautleiden zeigt, die mit dem Symptom Asthma häufig gemeinsam auftreten. Die Lernaufgaben ergeben sich für den, der unter Asthma leidet aus der ganzen Breite seiner Symptomatik.

Folgende Fragen können Asthmakranken Hinweise geben für ihre Arbeit an sich selbst:

– Was oder wer nimmt mir den Atem?
– Was brauche ich?

- Was will ich nicht geben?
- Welchen Teil von mir will ich nicht zeigen?
- Was macht mich aggressiv?
- Welche anderen Möglichkeiten außer meiner Symptomatik habe ich, meine Wut zu zeigen?

Zu einer wirklichen Transformation kann es kommen, wenn der Asthmakranke innerlich bereit ist, zu verzeihen, seinen Eltern und vor allem sich selbst. Der Satz: »Keiner trägt Schuld«, entlastet alle und macht einen Neuanfang möglich. Und er heilt alte Wunden, wenn er liebevollen Kontakt zu dem Kind in sich aufnimmt, das verletzt wurde.

Mit Menschen, die Asthma haben, arbeite ich vor allem an der Entspannung ihres Ausatems und mit Übungen zum ersten und zweiten Chakra. Entspannungsübungen, Wahrnehmungs- und Ausdrucksübungen.

Anliegen dieses Abschnitts war es, Menschen, die an Atemstörungen leiden, eine bessere Einsicht in den Mechanismus ihrer Symptomatik zu ermöglichen. Für deren Aufarbeitung empfehle ich ihnen jedoch, fachkundige Unterstützung in Anspruch zu nehmen, denn die kann ein Buch nicht leisten.

ÜBUNGEN ZUM AUSSTRAHLUNGSBEREICH DES FÜNFTEN ENERGIEZENTRUMS

Übungen für den Übergangsbereich zwischen dem vierten und fünften Energiezentrum

Am Anfang dieses Kapitels sollen Übungen die Energie des vierten und fünften Energiezentrums anregen. Diese empfehle ich besonders Menschen, die unter Atemstörungen leiden. Es sind die Übungen für »Kopf und Hals« und die Übungen »Schultergelenke und Arme« (Übungsreihe 2a und 2b im 8. Kapitel).

Aufsteigende Bewegung (1)

○ Du stehst in Grundposition oder sitzt aufrecht und hältst deine Hände so vor die Brust, als würdest du in jeder Hand einen Becher halten.

○ Während du nun langsam durch die Nase einatmest, bewegst du deine Hände nach oben und leicht nach außen, bis deine Arme beinahe gestreckt sind. Deine Hände sind dann so weit voneinander entfernt, daß deine Arme einen Winkel von etwa fünfundvierzig Grad bilden.

○ Beim entspannten Ausatmen durch einen leicht geöffneten Mund bewegst du deine Hände wieder zurück in ihre Ausgangsposition.

○ Führe diese Bewegung 4 bis 8mal aus, und kehre dann die Atembewegung um, das heißt du atmest aus, wenn du deine Hände nach oben bewegst und ein, wenn sie wieder in ihre Ausgangsposition zurückkehren.

○ Nach einigen tiefen Seufzern atme wenigstens eine Grundsequenz.

Öffnen des oberen Brustbereichs (2)

○ Du nimmst die Haltung ein wie in der vorigen Übung, deine Hände hältst du vor deine Brust, die Handflächen weisen jedoch nach unten, und deine Ellenbogen hebst du bis fast in Schulterhöhe an.

○ Während du nun langsam und tief durch die Nase einatmest,

bewegst du deine Ellenbogen locker nach hinten, und beim entspannten Ausatmen durch deinen nur wenig geöffneten Mund hebst du deine Arme in einer schwingenden Bewegung hoch und nach außen, deine Handflächen sind, wenn du die Bewegung abgeschlossen hast, nach oben gekehrt und haben zusammen mit deinen Armen eine Position als würdest du mit ihnen einen sehr großen leichten Ball halten.

- ○ Führe die Armbewegungen koordiniert mit deinem Ein- und Ausatmen 4 bis 8mal aus.
- ○ Kehre dann die Atembewegung um. Atme anschließend wenigstens eine Grundsequenz.

Rhythmisches Armkreisen (3)

- ○ Du stehst in Grundposition und hältst deine Arme und Hände wieder so schräg nach oben, als würdest du einen sehr großen federleichten Ball halten, deine Arme bilden einen Winkel von etwa fünfundvierzig Grad.
- ○ Du atmest dann locker in vier Stufen ein, und beschreibst mit beiden Armen gleichzeitig vier enge Kreise, so als würdest du den Ball mit den Händen dabei leicht nach oben stoßen, deine Knie federn locker und dein ganzer Körper geht rhythmisch mit. (4 mal)
- ○ Beim entspannten Ausatmen in vier Stufen durch deinen nur wenig geöffneten Mund drehe deine Arme in der Gegenrichtung (4 mal).
- ○ Kehre die Atembewegung um, dann mache einige tiefe Seufzer, bevor du eine Sequenz atmest.

Öffnen des Kehlbereichs (4)

- ○ Stehe in Grundposition oder setze dich aufrecht hin.
- ○ Laß nun deinen Kopf locker nach vorne sacken und verschränke deine Hände im Nacken, deine Ellenbogen hängen nach unten.
- ○ Während du nun langsam und sanft einatmest, richte deinen Kopf auf und bewege deine Ellenbogen nach außen.
- ○ Beim Ausatmen durch deinen leicht geöffneten Mund sackt dein Kopf wieder nach vorne, und auch deine Ellenbogen kommen wieder in ihre Ausgangslage (4 bis 8 mal).

Wichtig ist bei dieser Übung, daß du sie leicht und fließend ausführst und keine Kraft aufwendest.

- Seufze einige Male tief, und atme dann eine Sequenz.

Öffnen des gesamten Brust- und Kehlbereichs (5)

- Stelle dich in Grundposition hin, und laß deinen ganzen Rumpf und deine Arme locker nach unten baumeln. Deine Hände haben eine Stellung zueinander, als würden sie eine Frucht in der Größe einer Honigmelone halten.
- Wenn du nun langsam und tief einatmest, richte deinen Körper auf, und hebe deine Arme hoch bis über deinen Kopf. Wenn du ausatmest, bewege dich wieder zurück in die Ausgangsposition (4 bis 8mal).
- Atme anschließend in Grundposition eine Sequenz.

Albatros (6)

- Bei dieser Übung machst du eine Bewegung wie ein großer Vogel, der im Begriff ist, sich langsam vom Boden abzuheben.
- Du beugst in Grundposition deine Knie etwas mehr als sonst, deine Arme hängen locker rechts und links neben deinem Körper, und deine Handflächen sind nach außen gekehrt.
- Nun führst du – wie in Zeitlupe – deine Arme auf beiden Seiten in einem weiten Bogen nach oben bis über deinen Kopf, während du gleichzeitig durch die Nase einatmest.
  Synchron mit der Bewegung deiner Arme streckst du deine Beine (Knie nicht völlig durchdrücken) und hebst deine Fersen allmählich vom Boden.
- Auf dem höchsten Punkt der Bewegung, wenn deine Hände sich berührt haben, wendest du die Handflächen nach außen, beginnst auszuatmen, und deine Arme und dein Körper kommen ebenfalls in Zeitlupe wieder zurück in die Ausgangsposition.
- Sorge für guten Bodenkontakt, und wechsle fließend vom Ausatem in den Einatem.
- Wiederhole die Bewegung 4 bis 8mal, oder sooft du möchtest.

- Atme abschließend in Grundposition eine oder mehrere Sequenzen.

Ausdrucksübungen

Die eigene Kraft ausdrücken (7)

- Stelle dich aufrecht und breitbeinig so hin, daß du Kraft von unten her aufsteigen fühlst.
- Winkle deine Arme etwas an, und balle deine Fäuste.
- Stampfe dann wechselweise mit dem rechten und dem linken Fuß kräftig auf, und bewege zur gleichen Zeit deine Fäuste energisch mit.
- Öffne leicht deinen Mund, entspanne deine Kiefermuskeln, und deine Kehle und mache bei jedem Aufstampfen einen Ton, der von unten aus deinem Bauch kommt.
- Wenn du möchtest, verbinde den Ton mit einem Wort, etwa mit Ja Ja oder mit jedem anderen Wort oder Satz, der dir angemessen erscheint.
- Atme kräftig und tief, und übe nur so lange, wie du dich gut dabei fühlst.

  Diese Übung bringt dich in Kontakt mit deiner Kraft und erleichtert es dir, Emotionen auszudrücken.
- Bleibe nach Abschluß der Übung etwa eine Minute ruhig stehen, spüre dem Energiefluß in deinem Körper nach, und atme dann in Grundposition eine Sequenz.

Wut ausdrücken (8)

Dies ist eine Übung nach dem Bioenergetiker Alexander Lowen. Bioenergetische Übungen wirken vor allem auf das dritte Chakra (an die eigenen Grenzen gehen) und auf das fünfte Chakra (Ausdruck). Wenn dich weitere Übungen dieser Art interessieren, siehe dazu auch das in der Literaturliste angegebene Übungsbuch von Lowen.

- Lege, bevor du beginnst, einige Polster oder Matratzen auf ein Bett oder eine Couch.
- Stelle dich in Grundposition davor, und halte guten Bodenkontakt.

- Hebe deine geballten Fäuste über deinen Kopf, führe eine Ausholbewegung wie beim Holz hacken aus, und schlage mit beiden Fäusten kräftig auf die bereitliegenden Matratzen. Hole bei jedem Schlag weit aus, ohne dich jedoch zu verspannen.
- Laß bei jedem Schlag einen kräftigen Ton tief aus deinem Bauch kommen. Halte deine Knie dabei locker.
- Falls du das Bedürfnis hast, dein Schlagen mit einem Wort oder Satz zu unterstützen, sprich ihn laut aus.
- Wenn du möchtest, benutze beim Schlagen Instrumente, etwa einen Stock, einen Tennisschläger, ein Kissen. Halte während der ganzen Übung guten Bodenkontakt, und achte darauf, daß deine Kehle offen bleibt.
- Nach Abschluß der Übung lockere deine Glieder, und schüttle sie kräftig.
- Spüre in Grundposition der Wirkung nach, beobachte deinen Atem, und atme nach ausreichender Pause eine Grundsequenz.

Wirkung:

Diese Übung kann Verspannungen im Schulter-, Nacken- und Kehlbereich lösen.

Sich widersetzen (9)

Bei dieser Übung brauchst du einen Partner.

Atemstörungen entstehen in der Regel daraus, daß wir uns in der Vergangenheit dem Willen anderer unterwerfen mußten

Diese Übung hat nun zwei Rollen. Die eine ist, einem anderen seinen Willen aufzuzwingen, die andere, sich dem Willen eines anderen zu widersetzen. Versuche dich in beiden Rollen. Wenn du eine deutliche Atemproblematik hast, solltest du diese Übung nur mit Unterstützung eines Therapeuten machen.

- Vereinbare mit deinem Partner oder Therapeuten, wer welche Rolle zuerst einnimmt.
- Wenn du die Rolle dessen spielst, der sich widersetzt, setze dich aufrecht hin, und dein Partner sitzt oder steht hinter dir.
- Dann versucht dein Partner, zuerst leicht, dann mit wachsendem

Krafteinsatz deinen Kopf nach vorne zu drücken. Du stemmst dich dagegen und machst einen Ton dabei, der aus dem Bauch kommt – halte deine Kiefer locker.

- Wichtig bei diesem Rollenspiel ist, daß du auch wirklich eine Chance bekommst, dich erfolgreich zu widersetzen.
- Wenn sowohl du als auch dein Partner beide Rollen gespielt haben, führt zusammen einige Lockerungsübungen aus, und massiert einander Nacken, Schultern und Rücken.
- Atme zusammen mit deinem Partner eine Sequenz, und tausche deine Erfahrungen mit ihm aus.

Harmonischer Ausgleich zwischen Groß und Klein

Wachsen und Schrumpfen (10)

- Nimm den Hocksitz ein, und kauere dich zusammen. Stell dir dabei vor, du seist ein winziges Samenkorn in der Erde.
- Während du langsam und sanft zu atmen beginnst, stell dir weiter vor, daß sich aus dem Samenkorn ein Keimling entwickelt und ganz allmählich zu einem mächtigen Baum heranwächst.
- Während sich das Bild in dir entfaltet, kommst du allmählich aus der kauernden Haltung, du erhebst dich langsam und stehst schließlich mit erhobenen Armen da. Dein Atem ist jetzt tief und voll.
- Kehre den ganzen Vorgang um; in deiner Vorstellung wird der Baum wieder schrittweise zum Samenkorn, und deine Körperhaltung paßt sich deinem Vorstellungsbild an.
- Ruhe abschließend in Bauchlage und atme eine Grundsequenz.

Form

Vom fünften Chakra geht unsere kreative formgebende Kraft aus und unser Vermögen, gestaltend tätig zu sein.

Wenn wir bildnerisch tätig sind oder uns mit Tanz oder Theaterspiel befassen, regen wir die Energie dieses Zentrums besonders an.

Auf Formen meditieren (11)

- Zeichne auf ein Blatt Papier eine geometrische Form, die dich befriedigt.
- Meditiere eine Zeit lang auf diese Form, und atme abschließend eine Grundsequenz.

Meditation auf ein Formsymbol (12)

- Das Formsymbol für Äther ist ein Kreis, der durch ein auf der Spitze stehendes Dreieck umschlossen wird.
- Zeichne auf ein Blatt Papier dieses Symbol, meditiere eine Zeit lang darauf, und atme dabei entspannt so lange, wie es dir angenehm ist.
- In dem Kapitel über die Chakras (4. Kapitel) findest du zu jedem Chakra Zeichnungen, die Aspekte von ihnen in eine bildhafte Form bringen.
  Wenn du möchtest, übertrage die Zeichnung, die dich am meisten anspricht, vergrößert auf ein eigenes Blatt Papier, meditiere darauf, und mache Atemübungen, während du sie ansiehst.

Mit Ton arbeiten (13)

- Durch Gestalten mit Ton erdest du die fünfte Chakra-Energie. Daß Arbeiten mit Ton sehr befriedigend ist, beweisen die allzeit überfüllten Kurse an Volkshochschulen.
- Wenn du die Gelegenheit hast zu töpfern, kann ich dir nur empfehlen, sie zu nutzen, denn das Töpfe-Drehen zentriert dich zusätzlich. Achte darauf, welche Ergebnisse dir gelingen, wenn du während des Drehens deinen Atem beobachtest.

Klang

Mit Klang kannst du dein fünftes Zentrum am intensivsten beeinflussen. Klänge und Musik wirken übrigens auch auf alle anderen Chakras (siehe dazu auch die Hinweise in der Übersichtstafel. »Chakra-Energien und Ebenen ihrer Manifestation« am Ende des 4. Kapitels.

Besonders Singen und Flötenspiel bringen die Energie des fünften

Chakras in Bewegung, ruhige Musik und vor allem der Klang von Seiteninstrumenten öffnen deinen Brustbereich.*

Hier nun zum Abschluß dieses Kapitels noch zwei Übungen:

Summen (14)

- ○ Sitze aufrecht in bequemer Haltung, und beginne zu summen.
- ○ Laß das Summen mühelos von deinem Zentrum (2. Chakra) aus aufsteigen, und experimentiere mit Tonhöhe und Intensität so lange, bis das Summen in deinem Körper – und auch im Kehlbereich – angenehm vibriert.
- ○ Achte darauf, daß deine Lippen sich entspannt berühren.
- ○ Summe nun so lange, wie es dir angenehm ist.
- ○ Jeder Mensch hat seinen eigenen Ton. Dieser Ton wirkt auf seinen ganzen Organismus harmonisierend.

Töne (15)

- ○ Laß Töne in dir entstehen, spiele mit ihrer Tonhöhe und Intensität und verbinde sie mit Vokalen.
- ○ Was entdeckst du dabei?
- ○ Wenn ich diese Übung in Grundposition stehend mache, schwingt das U in meinem Bauch, das O in meiner Brust, das A spüre ich – als Klang der Weite – im Bauch- und Brustbereich und deren Umraum. Das E bildet sich bei mir im Kehlkopfbereich und das I im Nasen und Kopfraum.

---

* Siehe dazu meine Musikproduktionen Music Mantras 1 und 2.

11

Der Ausstrahlungsbereich des sechsten Energiezentrums

Der unmittelbare Ausstrahlungsbereich des sechsten Chakras, Ajna, ist der obere Teil unseres Kopfes. Doch wie schon bei den unteren fünf Zentren ist auch seine Energie in unserem ganzen Körper anwesend, nämlich als koordinierende integrierende Kraft. Ist das sechste Zentrum selbst außer Balance, so kann das auf dem Niveau jedes anderen Chakras deutlich erkannt werden. Denn auf der Ebene des sechsten Zentrums entwickeln wir Bewußtheit über uns selbst und unseren Platz in der Welt, speichern Ideen und Urteile anderer über uns, erfahren uns als Einheit und gewinnen so das, was wir Identität nennen.

Ist dieses Bewußtsein von unserer Identität gestört, haben wir zum Beispiel keinen Begriff von unseren Bedürfnissen und können sie daher auch nicht mit Nachdruck durchsetzen. Ebensowenig haben wir Kontakt zu unseren Grenzen in der Begegnung mit anderen, unser Atem wird stockend sein und unser Handeln dem Willen anderer unterworfen. Außerdem können wir nicht »Ja« sagen zu unserer physischen Existenz, was zu einer tiefgreifenden Seinskrise führen kann, wie die Darstellung der Atemstörung Hyperventilation wohl deutlich gezeigt hat.

Bewußtheit, daß wir ein Ganzes, eine Einheit sind, heißt gleichzeitig, daß wir wahrnehmen und akzeptieren, was ist. Wir machen uns dadurch unser »So-Sein« zu eigen und werden als Person ganz, indem wir alle in uns wirkenden Kräfte integrieren. Integration erfolgt also durch Akzeptieren: »Ja so ist es, das ist ein Teil von mir, der auch dazu gehört.« Genau das tun wir übrigens, wenn wir unseren Atem beobachten, wir beurteilen ihn nicht, sondern sehen hin und nehmen wahr: »Aha, so ist er also.« Wir heben sein »So-Sein« in unser Bewußtsein und nehmen dadurch Abstand von eigenen Gedanken oder Expertenmeinungen darüber, wie er denn sein sollte. Dadurch kommen wir in Einklang mit ihm.

Wenn wir uns den Bereich ansehen, in dem dieses Zentrum der Integration seinen Platz hat, dann bemerken wir, daß es zwischen zwei Polen liegt, die unser Sein tiefgreifend bestimmen. In der Chakralehre werden sie durch den zweiblättrigen Lotos der Ajna symbolisiert. Körperlich manifest geworden sind sie in unserer rechten und unserer linken Gehirnhälfte, die jeweils die gegenüberliegende Körperseite steuern. Durch diese diagonale Verbindung wird auch bereits die Möglichkeit zu einem Ausgleich beider Pole körperlich sichtbar.

Was sind Pole? Der Begriff kommt aus dem Denken des Ostens. Pole sind Teile eines Ganzen, sie stehen für Wirkkräfte in einer größeren Einheit. Sie schließen sich nicht aus, sondern bedingen einander. Fehlt ein Pol, ist das Ganze unvollständig.

Stellen wir also die zwei Pole des sechsten Energiezentrums und eine Anzahl der in ihnen wirksamen Kräfte gegenüber:

Linke Hirnhälfte *Rechte Körperseite*	*Rechte Hirnhälfte* *Linke Körperseite*
Shiva (Schöpfer)	Shakti (bewegende Kraft)
Vater	Mutter
(Yang) männliche Energie	(Yin) weibliche Energie
Denken	Fühlen
Logik	Intuition
Wort	Bild
abstrakt	konkret
analysierendes Denken	ganzheitliches Denken
Form	Formlosigkeit
begrenzt	unbegrenzt
hart	weich
stark	schwach
gespannt	entspannt
Geben	Empfangen

Diese Reihe ließe sich unendlich fortsetzen. Doch sehen wir uns im Zusammenhang mit diesen Zuordnungen auch die Pole an, die auf den unteren sechs Chakras wirksam sind, dann erhalten wir ein viel vollständigeres Bild von der Breite ihrer Wirkung.

1. Chakra: Oben	Unten
2. Chakra: Hinten	Vorne
3. Chakra: Peripherie	Kern
4. Chakra: Außen	Innen
5. Chakra: Groß	Klein
6. Chakra: Rechts	Links

Die Stelle, wo ein Ausgleich der beiden Pole auf dem Niveau des sechsten Chakras stattfindet, ist das dritte Auge. Sind beide Pole auf dieser Ebene in Balance, so können auch die polaren Kräfte aller anderen Zentren zum Ausgleich kommen. Aber nicht nur das, auch die Energien der übrigen Chakras untereinander wirken dann harmonisch zusammen. Die Kraft, die einen solchen Ausgleich möglich macht, ist unser *Bewußtheit.*

Die Polarität rechts/links, die unser sechstes Zentrum repräsentiert, steht, wenn wir sie unter dem Gesichtspunkt unserer Persönlichkeitsentwicklung betrachten, für die männliche und weibliche Seite in uns. In unserer rechten Körperseite drückt sich der aktive Teil unseres Wesens aus, die Fähigkeit, logisch zu denken und zielgerichtet zu handeln, in unserer linken Körperseite der intuitive Teil unseres Seins, die Fähigkeit, »passiv« aufzunehmen, zu fühlen und die Umwelt ganzheitlich zu erfassen. Die Stabilität unserer Persönlichkeit ist um so größer, je mehr wir diese beiden Seinsebenen in uns in Harmonie gebracht haben.

Im Bereich unseres sechsten Zentrums sind qualitativ sehr unterschiedliche Fähigkeiten angesiedelt, die wir gewöhnlich pauschal als Geistes- oder Denkvermögen bezeichnen. Darunter sind unsere Fähigkeit, uns mit etwas zu identifizieren, Normen, Werte und moralische Vorstellungen zu entwickeln, unser bildhaftes Denken, mit dem wir uns Dinge vorstellen können, die wir nicht sehen oder die noch gar nicht existieren, unser Vermögen, abstrakt und logisch zu denken, zu analysieren, die Fähigkeit, die Wirklichkeit sowohl gedanklich zu zergliedern als auch Gedankeninhalte zu verknüpfen, das Vermögen, bewußte Kontrolle über unseren Körper, unsere Gefühle und unsere Gedanken auszuüben, um nur einige Funktionen zu nennen. In der Lehre des Kundalini-Yoga werden deshalb auch mehrere Zentren im Stirnbereich genannt, die für diese unterschiedlichen Qualitäten stehen.

Die Mehrzahl der Gedanken, die unseren Alltag bestimmen, sind jedoch sinnengebundene Gedanken, die die Energie oder Ladung der unteren Chakras tragen. So wissen wir, daß Gedanken des Zornes schnell zu einer aggressiven Handlung führen können oder daß Streitereien noch lange danach unsere Gedankentätigkeit bestimmen, auch daß unsere Speichelsekretion angeregt wird, wenn wir uns ein schmackhaftes Essen bildlich vorstellen. Ein Gedankenbild führt also zu einer Reaktion in einem Sinnesorgan.

Auf dieser Ebene der Gedankentätigkeit werden wir im übrigen von der Umwelt und von Urteilen, Meinungen und Aussagen anderer Menschen beeinflußt und »programmiert«, wir selbst wirken auf der gleichen Ebene auf andere und unsere Umwelt zurück. Diese Ebene der Gedanken bindet uns an die Materie und dominiert, wenn wir sie nicht reinigen, alle anderen Bewußtseinszentren im Stirnbereich, aber auch in unserem Körper. Sie ist die Ebene unseres mentalen Vermögens, die uns im Zustand des Unbewußten hält und die Klarheit unseres Denkens eintrübt, so daß wir nicht Meister, sondern Objekte unserer Gedanken sind, die uns oft auf quälende Weise beherrschen. Wie stark die Macht der materiellen sinnengebundenen Gedanken ist, kann jeder für sich selbst leicht erfahren, der sich für einige Minuten hinsetzt und versucht, während dieser kurzen Zeit nur einen einzigen Gedanken, den er bewußt gewählt hat, zu denken.

Wegen der beherrschenden Macht dieser Gedankenebene setzen alle ganzheitlichen Methoden der Heilung des Körpers und der Psyche hier an. Holistische Therapie ist eigentlich nichts anderes als Reinigung unserer sinnengebundenen Gedanken. Ihre wirksamsten Instrumente sind Techniken, die den Klienten bei einer bewußten Abkopplung von der Identifikation mit dieser Gedankenebene unterstützen. So arbeiten zahlreiche Methoden der humanistischen Psychologie damit, daß sie dem Klienten zum Wiedererleben – das heißt zum bewußten Neuidentifizieren – mit unverarbeiteten Ereignissen in seinem Leben führen und ihn dann ermutigen, bewußt Abstand zu nehmen, andere Seiten seiner Person zu sehen, neue Möglichkeiten der Einstellung dazu zu finden, damit er fähig wird, bewußt zu wählen, seine Denkmechanismen zu durchschauen und alte Verhaltensmuster zu durchbrechen. Dadurch wird er fähig, die Kräfte, die ihn zuvor beherrscht haben, selbst zu regulieren. Er wird so vom beherrschten Objekt zum Subjekt, vom Opfer vergangener Ereignisse oder gegenwärtiger Zustände zum bewußt Handelnden.

In die heutige therapeutische Arbeit werden viele Methoden integriert, die einem Klienten helfen, sich von den Ebenen seines sinnengebundenen Denkens abzukoppeln, die seine persönliche Handlungsfreiheit einschränken. Eine dieser Methoden kommt aus dem Zen und ist unter der Bezeichnung »enlightenment intensive« im Westen bekannt geworden. Hierbei stellt sich der Schüler viele Stunden und Tage immer wieder die Frage

WER BIN ICH

und benennt während dieses Prozesses alle seine »Identifikationen«, in denen er befangen ist. In diesem Prozeß der Selbstbefragung kommt er schließlich an den Punkt, wo ihm bewußt wird

- Ich bin nicht mein Körper
- Ich bin nicht meine Emotionen und Gefühle
- Ich bin nicht meine Gedanken
- Ich bin nicht meine Handlungen,

und er gelangt zu einer Erfahrung, die nicht in Worte zu fassen ist, zur Erfahrung des Kerns seines Wesens und seiner Existenz, die möglich wird, wenn er alle Identifikationen fallengelassen hat. Diese Erfahrung ist erleuchtend, sie macht licht. Sie ist die Wiedergewinnung des »Paradieses« auf dem Niveau des bewußten Erkennens, des Paradieses, das wir – durch Identifikation mit der Sinnenwelt – verloren haben.

DIE SECHSTE CHAKRA-ENERGIE IN STICHWORTEN:

- *Lage:* über den Brauen in der Mitte zwischen den Augen (etwa drei Zentimeter hinter der Stirn)
- *Allgemeine Wirk-Kräfte:*
  Weisungsinstanz für die unteren Chakras
  Repräsentiert alle Dualitäten (Polaritäten) des Seins
  Ebene der Integration aller Polaritäten
  Ebene des Abwägens und des Ausgleiches (Gerechtigkeit; Symbol: Waage) Shiva/Shakti; Yang/Yin
- *Manifestation auf der Körperebene:*
  Körpergleichgewicht (Polarität) rechts/links
  Linke Hirnhälfte Diagonalverbindung zur rechten Körperseite
  Rechte Hirnhälfte Diagonalverbindung zur linken Körperseite
  Körperlicher Ausdruck der Dualität sind alle Organe und Glieder, die wir doppelt haben (Arme, Beine, Augen, Nieren, Lunge)
- *Psychische Ebenen:*
  Mentale Energie Pole: männlich/weiblich; aktiv/passiv; Intellekt/Gefühl; Logik/Intuition
  Selbstreflexion; Integration der Person; Selbstregulation
- *Überwindung des sinnengebundenen Denkens:*
  Selbsterkenntnis; Erkennen Einsicht; Ethik
  Erreichen eines höheren Niveaus: Thesis-Antithesis-Synthesis

MÖGLICHE HINWEISE AUF MANGELNDES STRÖMEN DER SECHSTEN CHAKRA-ENERGIE

- Schwierigkeiten, sich zu konzentrieren
- Identitätsprobleme; Angst, seine Identität zu verlieren
- Weigerung oder Unvermögen, sich Gegebenheiten (Realitäten) bewußt zu machen
- Perfektionismus; Angst, beurteilt oder verurteilt zu werden;
- Stark kontrolliertes Verhalten; Angst, die Kontrolle zu verlieren
- Asymmetrie links/rechts im Körper
- Chronische Spannungen im Kopfbereich, Kopfschmerzen, Migräne

ÜBUNGEN ZUM AUSSTRAHLUNGSBEREICH DES SECHSTEN ENERGIEZENTRUMS

Vorhin habe ich Wissen über wesentliche Wirkkräfte der Energie des sechsten Chakras vermittelt. Wissen allein bleibt jedoch auf die mentale Ebene begrenzt und bewegt wenig. Lebendig wird es erst in einer kontinuierlichen Praxis. Dazu wollen dich diese Übungen anregen.

Bewußtheit

Den Atem beobachten (1)

In unserem Bemühen, unsere Gedanken zu reinigen, haben wir einen wichtigen Helfer, den *Beobachter.* Er ist eine »Instanz« der mentalen Ebene, die von unserem sinnengebundenen Denken nicht berührt wird. Der Beobachter ist nicht kritisch, er läßt sich durch unsere Emotionen und Gefühle nicht beirren und steht uns jederzeit zur Verfügung. Er führt uns zu größerer Bewußtheit in allem, was wir tun. Um im Umgang mit ihm vertraut zu werden, schlage ich dir vor, regelmäßig einfache Handlung bewußt zu beobachten, zum Beispiel deine Bewegungen, wenn du abwäschst, den Garten umgräbst oder spazierengehst. Beobachte, was du tust, in allen Details. Nimm dann auch Kontakt in schwierigeren Situationen mit ihm auf, am Arbeitsplatz, beim Autofahren in einem Stau oder im Streit mit anderen Personen. Stoppe dich nicht – auch nicht bei einer Auseinandersetzung –, beobachte ganz einfach, was du tust, beobachte auch, was sich dadurch in dir verändert.

- Übertrage nun das, was du gelernt hast, auf dein Atmen.
- Beobachte entspannt aufrecht sitzend den Luftstrom an deinen Nasenflügeln, verfolge weiter, wie er durch deine Bronchien in die Lungen fließt, beobachte dann, wohin er weiter strömt, wie es ist, wenn er in den Ausatem wechselt, und so weiter.
- Beobachte seine Tiefe, seinen Rhythmus, oder was immer dir bewußt wird.
- Atme so einige Minuten.

Wenn du deine entspannte Aufmerksamkeit auf deinen Atem richtest, gibst du ihm die Gelegenheit, sich selbst zu regulieren. Dadurch findet er in jedem Augenblick seinen Weg, seine Tiefe, seine Schnelligkeit, seinen Rhythmus. In der gleichen Weise praktiziere die Methode *verbundenes Atmen.* Nimm zuerst ihre Grundidee in dich auf, laß deinen Atem seinen Weg finden, und begleite ihn mit deinem *Beobachter.*

Gegenwart (2)

Die einzige Zeit, die einzige Realität, so erfahren wir von den Meistern, ist das *Jetzt.* Was vergangen ist, existiert nicht mehr, und was wir Zukunft nennen, existiert noch nicht.

Wie ist unsere tägliche Erfahrung? Ein Teil unserer Gedanken wandert in die Vergangenheit und beklagt längst vergangene Ereignisse oder trauert ihnen nach, der andere Strom unserer Gedanken geht in die Zukunft und ist mit Befürchtungen, Plänen und Hoffnungen beschäftigt. Selten sind unsere Gedanken auf den augenblicklichen Moment gerichtet. Durch unsere gedanklichen »Wanderungen« in die Vergangenheit und in die Zukunft werden ungeheure Energien gebunden.

Mit unserem Körper ist das anders. Er existiert in der Gegenwart. Es ist sinnlos, wenn er *jetzt* eine Bewegung ausführt, die erst in einer Stunde notwendig sein wird. Es ist nicht nur sinnlos, er kann es gar nicht. Ebenso ist es mit dem Atem als einer Funktion unseres Körpers. Unsere Lungen können nicht für den morgigen Tag voratmen, ebensowenig können sie Atemzüge nachholen, die sie zwei Stunden zuvor nicht gemacht haben. Anders unser Verstand. Er veranlaßt unseren Körper, sinnlose Handlungen für die Zukunft zu tun oder überflüssige Aktionen, um bereits Vergangenes ungeschehen zu machen. Der bewußt getane Atem bringt uns ins *Jetzt.* Er synchronisiert Verstand, Körper und Gefühle. Er läßt uns für die Zeit unserer bewußten Atempraxis aus einer *Vielheit* zu einer *Einheit* werden, befreit uns aus dem Widerstreit, in dem sich Kopf und Körper normalerweise befinden, und stoppt die unnötige Verschwendung von Energie, die dieser Widerstreit verschlingt.

○ Atme jetzt entspannt aufrecht sitzend einige Minuten und beobachte deinen Atem.

- ○ Richte deine Aufmerksamkeit dann auch auf deinen Körper. Was nimmst du wahr?
- ○ Welche Gefühle sind dir jetzt bewußt?
- ○ Welche Gedanken beobachtest du in diesem Moment?

Rechts – links Ausgleich

Pranayama – wechselweises Atmen durch das linke und rechte Nasenloch (3)

Das wechselweise Atmen durch das linke und rechte Nasenloch ist eine Atemmethode des Yoga. Sie zentriert unser Bewußtsein und harmonisiert die polaren Kräfte der rechten und linken Gehirnhälfte beziehungsweise der linken und rechten Körperseite.

- ○ Sitze entspannt aufrecht, und sammle dich einige Minuten.
- ○ Entleere dann deine Lungen langsam, so weit wie möglich, von jeder Atemluft.
- ○ Hebe deine rechte Hand an deine Nase, und atme langsam und geräuschlos tief durch dein linkes Nasenloch ein, während du mit deinem Daumen dein rechtes Nasenloch verschließt.
- ○ Wenn du vollständig eingeatmet hast, verschließe auch dein linkes Nasenloch, und zwar mit deinem kleinen Finger und dem Ringfinger, und halte deinen Atem eine, höchstens zwei Sekunden an.
- ○ Löse dann deinen Daumen, und atme durch dein rechtes Nasenloch langsam aus, bis deine Lungen vollständig entleert sind.
- ○ Atme darauf wieder durch das rechte Nasenloch ein – dein linkes Nasenloch hältst du weiter geschlossen –, bis deine Lungen gefüllt sind.
- ○ Verschließe dann wieder das rechte Nasenloch mit dem Daumen, und halte deinen Atem nicht länger als zwei Sekunden an.
- ○ Löse danach deine Finger vom linken Nasenloch, und atme langsam und vollständig linksseitig aus und dann ebenfalls durch das gleiche Nasenloch wieder ein, und so fort.
- ○ Atme in dieser Weise sechsmal ein und aus, und lege dann eine Pause von etwa zwei Minuten ein.

- Wiederhole die Übung nochmals, sitze anschließend etwa fünf Minuten lang ruhig und entspannt, und beobachte den Fluß deines gewohnten Atems.

Balanceübung (4)

- Zeichne mit Kreide eine gerade Linie auf den Boden oder, falls dein Raum einen Teppichboden hat, lege einen langen Wollfaden so hin, daß sich eine gerade Linie ergibt.
- Stelle dich an das eine Ende der Linie, und präge sie dir ein.
- Suche dir dann in Augenhöhe einen Punkt an der Wand, den du anschaust, während du nun langsam und ruhig atmend auf der Linie »balancierst«. Deine Arme hältst du locker erhoben rechts und links von deinem Körper und machst mit ihnen leichte Pendelbewegungen.
- Am Ende der Linie angekommen, gehe den gleichen Weg wieder zurück.
- Wiederhole das dreimal, oder sooft du möchtest, und atme dann in Grundposition eine Sequenz.

Das Gewicht nach links und rechts verlagern (5)

- Nimm die Grundposition ein, deine Füße sind jedoch etwas weiter auseinander als sonst.
- Verlagere dein Gewicht nun sehr langsam – während du entspannt und fließend atmest – nach links, bis dein ganzes Körpergewicht auf deinem linken Bein lastet.
- Verlagere dann dein Gewicht ebenso langsam wie zuvor wieder nach rechts, bis beide Beine gleichmäßig belastet sind, und ohne zu stoppen weiter nach rechts, bis all dein Körpergewicht auf deinem rechten Bein lastet.
- Laß den Vorgang zu einer fließenden Bewegung werden; übe, solange du möchtest, beobachte deinen Atem.

Auf dem linken und rechten Bein stehend atmen (6)

- Nimm zunächst die Grundposition ein, und verlagere dann dein ganzes Körpergewicht auf dein linkes Bein.

- ○ Hebe nun dein rechtes Bein so weit an, daß deine linke Hand deinen rechten Fuß halten kann. Die Ferse ist etwa in Leistenhöhe, deine Fußsohle weist nach oben, und das Knie deines rechten Beines ist nach rechts außen gekehrt, dein Rückgrat hältst du aufrecht.
- ○ Suche dir an der gegenüberliegenden Wand in Augenhöhe einen Punkt, den du ansiehst, während du etwa eine Minute entspannt atmest.
- ○ Wechsle zum rechten Bein.
- ○ Wiederhole die Übung mehrmals, wenn du möchtest, und atme anschließend eine Grundsequenz.

Den Ausgleich finden (7)

- ○ Stelle dich in Grundposition hin, oder sitze aufrecht und beobachte sanft atmend deine Gedanken.
- ○ Tritt nun ein Gedanke in dein Bewußtsein, der für dich eine emotionale »Ladung« hat, nimm ihn in Gedanken in deine rechte Hand. Mit deiner rechten Hand machst du dabei eine Bewegung, als würdest du wirklich das Gewicht eines Gegenstandes abschätzen wollen.
- ○ Hast du den Gedanken gewichtet, bestimme spontan den Gegenpol dieses Gedankens, und lege ihn in deine andere Hand, schätze auch sein »Gewicht« ab. – Ich will dir ein Beispiel geben: In deiner rechten Hand »liegt« der Gedanke: »Ich trenne mich von meinem Partner«, deine linke Hand könnte dann vielleicht den Gedanken »halten«: »Er ist doch oft sehr liebevoll«.
- ○ Während du nun weiter deinen Atem beobachtest, gewichte nochmals den Gedanken und dann seinen Gegenpol. Was ist der Kern des einen, was der des anderen Pols?
- ○ Suche spielerisch den Ausgleich zwischen den beiden Polen, nutze dabei die Bewegung deiner Arme.
- ○ Wenn du nach einigen Versuchen gute Erfahrungen mit dieser Übung gemacht hast, nutze sie nun bei Alltagsproblemen oder bei Fragen, in denen eine Entscheidung nötig ist, um spielerisch Lösungen zu finden.

Asymmetrische Bewegung (8)

Die nun folgende Übung hat der armenische Meister Gurdjieff neben vielen anderen für seine Schüler entwickelt, um ihnen ein geeignetes »Werkzeug« zu geben, den unkontrollierten Strom ihrer Gedanken zu verlangsamen. Diese Übung bringt dich ins *Jetzt.*

- Nimm die Grundstellung ein, und hebe mit angewinkelten Armen die Hände rechts und links von deinem Körper so an, daß deine Fingerspitzen deine Schultern fast berühren. Deine Ellenbogen hängen herab. (Ausgangsposition)
- Mit dem rechten Arm führst du dann folgende Bewegung aus: Aus der Ausgangshaltung streckst du ihn locker nach oben und bewegst ihn wieder zurück in die Ausgangshaltung; dann streckst du ihn zur Seite, bringst ihn erneut in die Ausgangsposition, schließlich läßt du ihn nach unten sinken und hebst ihn wieder in seine ursprüngliche Lage.
- Dein linker Arm macht diese Bewegungen: Du beginnst gleichfalls in der Ausgangshaltung, streckst deinen Arm nach oben, bewegst ihn zurück in die ursprüngliche Position, dann läßt du auch ihn nach unten sinken und hebst ihn anschließend wieder in die Ausgangslage.
- Die Bewegung, die dein rechter Arm ausführt, hat also drei Phasen, die deines linken Armes zwei Phasen.
- Übe die Bewegungsabfolge für jeden Arm zunächst allein, bis du die Bewegung leicht und locker ausführen kannst.
- Sind dir die Bewegungen vertraut, bewege nun beide Arme gleichzeitig – jeder Arm führt seine Bewegung aus. (Siehe dazu die Abbildung Seite 215.)
- Die Bewegungsabfolge beider Arme zusammen sieht dann so aus:

Rechter Arm:	*Linker Arm:*
Position A	Position D
Ausgangsposition	Ausgangsposition
Position B	Position E
Ausgangsposition	Ausgangsposition
Position C	Position D
Ausgangsposition	Ausgangsposition
Position A	Position E
usw.	usw.

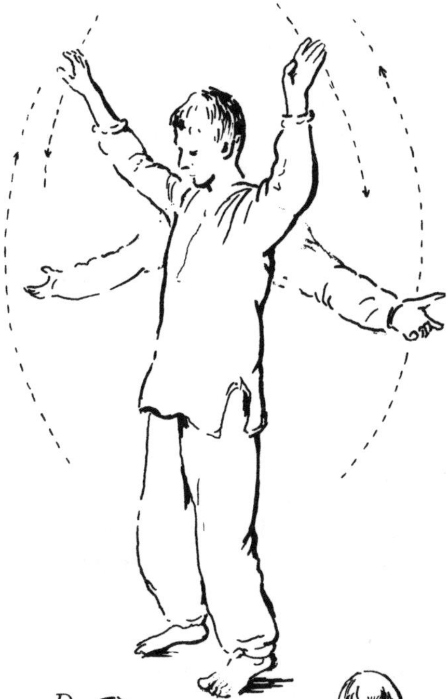

Albatros
Übung (6) Seite 197

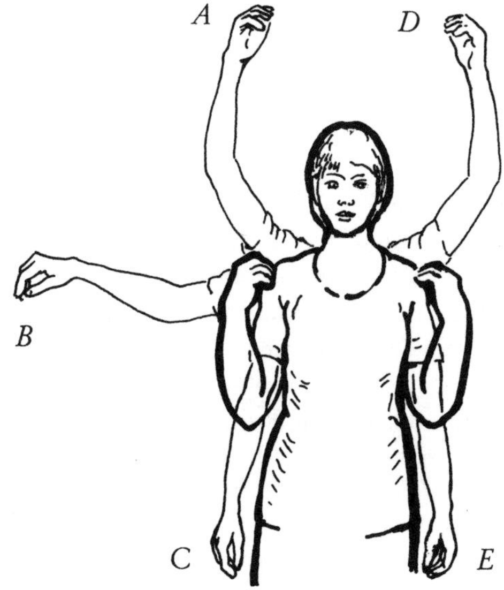

Asymmetrische Bewegung (8)
Seite 214

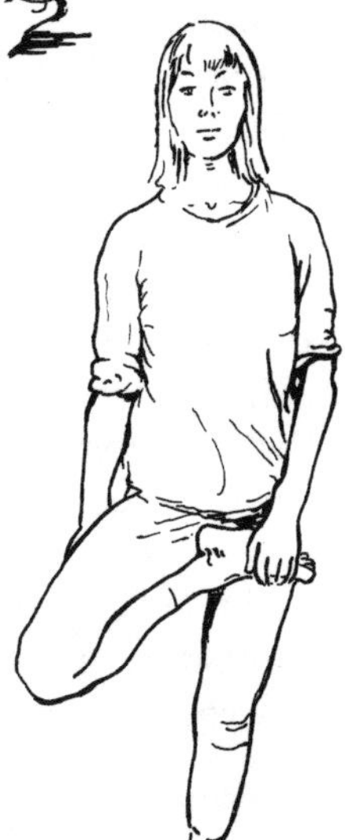

Übung (6)
Seite 212

Nach einer bestimmten Anzahl von Bewegungen werden deine Arme wieder zusammen in der Ausgangsposition sein. Laß deinen Atem im Rhythmus der Bewegung entspannt fließen.

○ Übe, solange du Spaß daran hast, und wechsle dann auch die Seiten, das heißt, führe mit deinem linken Arm die Bewegung aus, die anfangs dein rechter Arm gemacht hat, und mit dem rechten Arm die, die dein linker ausgeführt hat.

Gedanken

Unbewußtheit ist eine Qualität der Materie, Bewußtheit eine des Geistes, des Lichtes. Je bewußter wir werden, desto lichter und klarer wird unser Handeln. Bewußter geworden, verhalten wir uns anders zu Menschen, Tieren, Pflanzen und zur Umwelt. Wir werden fähig zu unterscheiden und gelangen zur *Ein-Sicht,* wir lernen die *Einheit sehen.* Für das Sehen der Einheit ist das Dritte Auge das Symbol. Regelmäßige bewußte Arbeit mit unseren Gedanken reinigt die Gedanken, aber auch unseren Körper, unsere Emotionen, unsere Gefühle und unseren Willen.

Gedanken beobachten (9)

Das Beobachten der Gedanken ist eine wirkungsvolle Methode des Zen zur Reinigung unserer Gedanken.

○ Als erste Übung schlage ich dir vor, deine Gedanken fünf Minuten lang zu beobachten, während du langsam auf und ab gehst. Dabei weise Gedanken weder zurück, noch heiße sie willkommen. Beobachte sie nur. Welche Art von Gedanken treten in dein Bewußtsein? Achte auf deinen Atem.

○ Beobachte anschließend deine Gedanken in Ruheposition.

○ Welche Erfahrung machst du jetzt?

Finde die Struktur deiner Gedanken heraus (10)

○ Nimm ein Blatt Papier zur Hand, und schreibe fünf Minuten lang unzensiert alle Gedanken auf, die du hast. Das ist nicht ganz leicht, weil du mit dem Aufschreiben kaum hinterherkommen wirst. Es ist jedoch nicht wichtig, daß du alle Gedanken, die du während der fünf Minuten hast, auch aufschreibst. Bleibe möglichst immer bei denen, die dir in dem Moment bewußt sein, wenn du deinen Stift zum Schreiben ansetzt.

- Lies dir anschließend durch, was du niedergeschrieben hast.
- Was fällt dir auf? Versuche herauszufinden, welche Struktur deine Gedanken haben. Kreisen sie um ein bestimmtes Thema? Sind sie eher positiv oder negativ gefärbt? Gefallen sie dir oder mißfallen sie dir?
- Wähle einen Gedanken aus, der dir besonders mißfällt.
- Formuliere ihn so um, daß er eine Aussage bekommt, die dir zusagt.
- Was hast du während des Umformulierens erfahren?
- Sitze abschließend eine Zeit lang still für dich, beobachte deinen Atem.

Arbeit mit positiven Gedanken (11)

Arbeit mit positiven Gedanken soll uns Sicherheit geben, auch die negativen Gedanken bewußt anzuschauen, die sich hinter ihnen verbergen. So lernen wir sie akzeptieren und integrieren, und das ist heilend. Sie verlieren, einmal ans Licht gebracht, ihre Kraft, die uns an sie bindet. Arbeit mit positiven Gedanken gibt uns dann auch die Erfahrung, daß wir Gedanken wählen können, so lernen wir, alte, überholte Gedanken und Programmierungen aus der Vergangenheit abzulegen, und bekommen Impulse, das zu verändern, was wir auch wirklich verändern können und wollen.

Überdeckend mit positiven Gedanken zu arbeiten ist nicht hilfreich, denn das, was wir mit ihnen zudecken, kommt doch irgendwann ans Licht. Deswegen empfehle ich allen, die mit positiven Gedanken arbeiten wollen, solche Gedanken zu wählen, die ihr *Sein* entwickeln helfen, also das, was in ihnen an Fähigkeiten und Möglichkeiten verborgen ist, was sie jedoch im Moment noch nicht sehen können.

Gedanken, die das Haben-Wollen betonen, fesseln uns an die Ebene der sinnengebundenen Gedanken. Nachfolgend habe ich einige positive Gedanken zum Thema Atmen und Heilen zusammengestellt.* Sie wollen die Entfaltung des Seins unterstützen. Wenn sie dich ansprechen, empfehle ich dir, mit ihnen zu arbeiten.

- Ich werde täglich neu geboren durch die Kraft meines Atems.
- Mein Atem erfüllt mich mit lebensspendender Energie, die meinen Körper reinigt und erneuert.
- Mein Atem reinigt alle meine Zellen von negativen Gedanken über Krankheiten.
- Mein Bewußtsein, tief in mir, kennt die Ursache jeder Krankheit, die ich jetzt habe, und heilt sie.
- Ich heile mich durch meinen freien und entspannten Atem.
- Liebe fließt in jeder Zelle meines Körpers.
- Gutes geschieht, sobald ich Gutes denke.
- Meine guten Gedanken für einen anderen heilen ihn.
- Meine guten Gedanken für einen anderen heilen mich.
- Heilende Kraft fließt von meinem Herzen zum Herzen eines anderen.
- Ich heile einen anderen, wenn ich ihn liebe.
- Ich heile mich, wenn ich einen anderen liebe.
- Ich fühle mich sicher, wenn ich voll und frei atme.
- Wenn ich frei atme, erfahre ich die Kraft meines Seins.
- Wenn ich entspannt atme, erlebe ich Freude.
- Ich achte mich so, wie ich bin.
- Ich habe wertvolle Gedanken, Gefühle und Erfahrungen mit anderen zu teilen.
- Ich bin liebenswert.

Schreibe einen dieser Gedanken, den du zu dem deinen machen möchtest, öfter auf ein Blatt Papier, und beobachte, was er in dir auslöst.

---

* Sie sind meinen Kassetten »Laß deine Angst los« und »Heile dich« entnommen.

Mentale Energie

Ich will dir hier einige Anregungen geben, wie du mentale Energie, die sich durch Überarbeitung oder aus anderen Ursachen im Kopfbereich festgesetzt hat, ableiten kannst:

Einige Übungen kannst du schon:

- Sehr wirkungsvoll sind hierfür Übungen, die die Energie des ersten Chakras stimulieren, vor allem die Übungen 1, 6 und 8b und c des 5. Kapitels.
- Dann Arbeit im Garten, Laufen, Fußmassage, Duschbad.
- Die orientalische Gebetshaltung (Übung 9 des 2. Kapitels); und das Nabelatmen (Übung 4a des 7. Kapitels).

Mentale Energie ableiten (12)

- Diese einfache Methode ermöglicht dir das Ableiten mentaler Energie aus dem Stirnbereich in jeder Situation, auch an deinem Arbeitsplatz.
- Berühre deine Stirn mir dem Daumen und Mittelfinger deiner rechten Hand etwa drei Zentimeter oberhalb der Augenbrauen; Daumen und Mittelfinger sind circa sechs Zentimeter auseinander. Stütze dabei deinen rechten Ellenbogen auf deine linke Hand oder, falls das bequem möglich ist, auf eines deiner Knie. Atme entspannt.

Gedankenenergie sammeln (13)

- Diese Haltung ermöglicht es dir, dich lange Zeit zu konzentrieren. Viele Menschen nehmen sie daher intuitiv ein.
- Verschränke deine Hände im Nacken am Übergang vom Hals zum Kopf.
  Deine Ellbogen sind nach außen gekehrt. Halte deine Arme dabei locker, und atme entspannt.

Visualisationen

Diese Übungen wollen dich mit unterstützenden Instanzen in dir vertraut machen, mit denen du durch dein Vermögen, dir etwas bildhaft vorstellen zu können, in Kontakt kommst.

Der vertraute Ort (14)

- ○ Sitze eine Zeitlang ruhig für dich.
- ○ Schließe dann deine Augen, und atme entspannt. Gehe dabei ganz nach innen, und bitte darum, daß dir der Ort gezeigt wird, an dem du sicher und geschützt bist.
- ○ Laß dir viel Zeit dabei, und warte ab, bis ein Bild von ihm von ganz alleine in dir aufsteigt.
- ○ Greife nicht ein, sondern laß diesen Ort von selbst Gestalt annehmen.
- ○ Sein Bild kann sehr klar sein, es kann aber auch wie in Nebel getaucht sein oder nur eine »Ahnung«, daß es einen solchen Platz für dich gibt.
- ○ In welcher Form er sich auch immer zeigt, komme auf deine Art in Kontakt mit ihm.
- ○ Wiederhole die Übung an anderen Tagen.
- ○ Laß den Ort für dich zu dem Platz werden, an dem du dich wohl fühlst und Ruhe und Schutz findest, wann immer du das brauchst.
- ○ Suche ihn auf, wann immer du ein Bedürfnis danach hast.
- ○ Wenn du »deinen Ort« verläßt, mache sehr bewußt Kontakt mit der Realität um dich.

Der Helfer oder die Helferin (15)

- ○ Bereite dich so vor, wie in der vorigen Übung beschrieben.
- ○ Wenn du dich offen fühlst, mit deinem Helfer oder deiner Helferin Kontakt aufzunehmen, bitte darum, daß er oder sie sich zeigt.
- ○ Warte, bis ein Bild oder eine »Ahnung« von ihm oder ihr in dir aufsteigt.

- Sei nicht erstaunt, wenn er oder sie an verschiedenen Tagen in unterschiedlicher »Gestalt« kommt.
- Wenn du willst, frage ihn oder sie um Rat, oder frage, was immer dir wichtig ist.
- Wenn die Begegnung mit ihm oder ihr beendet ist, trete wieder sehr bewußt in Kontakt mit deiner Alltagswirklichkeit.

Schützendes Licht (16)

- Wenn du dich verletzlich fühlst, visualisiere um dich herum eine lichtblaue eiförmige Hülle in etwa fünfzig Zentimeter Abstand von deiner Körperoberfläche.
- Sollte dir das schwerfallen, genügt allein deine Vorstellung, daß eine solche Hülle da ist.
- In einer echten Gefahrensituation visualisiere gleißendes, helles Licht um dich herum.

Anregen der sechsten Chakra-Energie durch Klang

Wie alle anderen Energiezentren kannst du auch das sechste Chakra durch Klänge anregen. So wirkt ein hoher sanfter Summton noch im Kopfbereich integrierend. Ein sehr schneller Rhythmus wie etwa das Zirpen von Grillen wirkt beruhigend, und Klang und Rhythmus der Tabla reinigen die Gedankenebene.*

---

* Siehe dazu meine Kassette »Rhythmische Meditation«.

12

Der Ausstrahlungsbereich des siebten Energiezentrums

Die Energie des Scheitelzentrums ist die feinste und am wenigsten materielle von allen Chakras. Die Sahasrara repräsentiert, wie wir schon erfahren haben, die Ebene, auf der das Immaterielle die Materie durchdringt und der Geist sich mit dem Stoff verbindet.

Das Kronen-Chakra stellt die Verbindung unserer individuellen Existenz mit dem Überindividuellen her und reicht über unser historisches und körperliches Sein weit hinaus. Während wir auf die übrigen sechs Zentren auf vielerlei Weise konkret einwirken können, bleibt uns hier nur die Möglichkeit, uns zu öffnen und zum »Gefäß« zu werden, das in sich aufnimmt, was in es hineingegossen wird. Nicht zufällig ist der leere Kelch ein Symbol für spirituelle Energie. Es gibt vorbereitende »Übungen«, die uns helfen, »leer« und aufnahmebereit zu werden. Solche Übungen sind zum Beispiel Meditation, bewußtes Atmen, Gebet, die Rezitation von Chorälen, Bajans (Lobgesängen) und Mantras.

Meist begegnen wir der Lichtkraft des siebten Chakras jedoch nicht in den großen Ereignissen, sondern eher »zufällig« in den kleinen Begebenheiten unseres Alltages. So heißt es in einem alten indianischen Gedicht:

»Was ist das Leben?
Es ist das Aufblitzen eines Lichtstrahles,
Der durch die Zweige fällt.
Es ist das Gurgeln des Baches
Im feuchten Wiesengrund.
Es ist der Atem des Büffels am frühen Morgen.«

Die Übungen, die ich an dieser Stelle anbiete, wirken nicht auf das siebte Energiezentrum allein, sondern auf alle sieben Chakras zugleich. Sie zielen darauf ab, die Energie aller sieben Energiezentren miteinander in Einklang zu bringen.

ÜBUNGEN ZUM AUSSTRAHLUNGSBEREICH DES SIEBTEN ENERGIEZENTRUMS

*Durch die Chakras atmen (1)**

Atme nacheinander in die Ausstrahlungsbereiche der sieben Chakras. Dein Vorstellungsvermögen und die lösenden und heilende Kraft deiner Hände unterstützen dich dabei.

○ Nimm zunächst eine aufrechte Haltung im Sitzen ein, und beginne, entspannt in deinen Beckenboden – den unmittelbaren Ausstrahlungsbereich des ersten Chakras (Muladhara) – zu atmen. Deine Handflächen liegen locker auf deinen Knien, während du eine Sequenz sehr sanft und ruhig atmest. Laß dir viel Zeit.

○ Lege nun deine Hände auf den Bereich unterhalb deines Nabels, und atme eine Sequenz in den Beckenraum, dem Ausstrahlungsbereich deines Sakralzentrums Svadhisthana. Du atmest hier wieder, wie auch in allen weiteren Übungsteilen, entspannt, sanft und sehr ruhig.

○ Atme im Anschluß daran eine Sequenz in den Bereich des dritten Chakras (Manipuraka), der oberhalb deines Nabels liegt. Dorthin legst du auch deine Hände.

○ Wenn du nun in den Ausstrahlungsbereich des Herz-Chakras (Anahata) eine Sequenz atmest, lege deine Hände auf deine Brust.

○ Gehe dann mit deinen Händen und deiner Aufmerksamkeit zurück zum Becken (zweiten Chakrabereich), und atme dorthin wieder eine Sequenz.

○ Die folgende Atemsequenz atmest du in den Bereich des fünften Chakras (Vissudha). Deine Handinnenflächen richtest du dabei aus einem Abstand von 3 bis 10 mm auf den Kehlbereich. Du verbindest das mit der Vorstellung, daß deine Halspassage ganz weit wird und der Atemstrom so sehr viel Raum erhält.

○ Anschließend atme sehr sanft in den Stirnbereich, den Bereich des sechsten Energiezentrums (Ajna). Die Innenfläche deiner linken

---

* Diese Übungsreihe findest du auf der Übungskassette »*Chakra-Atmen*« zum Buch, im Verlag PETER ERD.

Hand legst du dabei locker auf deine Stirn, die Handfläche deiner rechten Hand an den Hinterkopf, etwa am Übergang zum Nacken.

- Gehe erneut mit deinen Händen zurück zum Becken, und zentriere dich, während du eine Sequenz dorthin atmest.
- Wenn du nun deinen Atem in den Bereich des siebten Zentrums (Sahasrara) lenkst, halte deine Hände locker mit nach oben gekehrten Handflächen – so, als würdest du eine Schale auf deinem Kopf tragen. Deine Hände berühren dabei deinen Kopf nicht.
- Lenke anschließend erneut deinen Atem in den Beckenbereich, lege dich dann, wie in der Übung »Hingabe an die Mutter Erde« beschrieben, auf den Bauch, und verbinde in Gedanken deinen Nabel mit dem Zentrum der Erde, und atme ruhig und entspannt.
- Laß dir viel Zeit, bevor du dich wieder anderen Tätigkeiten zuwendest.

Shiva Tanz (2)

Die Abbildung auf S. 227 zeigt den Shiva Nataraja, der den kosmischen Tanz tanzt.

»ISCHWARA, der Herr, ist überall: als Licht ohne Dimension im All und als Wesen aller Dinge, geboren aus der Transzendenz, offenbart Er sich durch unsichtbare Bewegung, alles Leben in einen Energiestrom bindend.

Als SHIVA ist Er unendliches, unbewegtes Sein; als SHAKTI – Seine schöpferische Energie – offenbart er sich als Bewegung, Welten über Welten erschaffend. Shiva als Licht tanzt mit Shakti als Dunkelheit, und aus diesem Zusammenspiel von Himmel und Erde werden alle Töne, Farben und Formen geboren. Der Herr des Tanzes, SHIVA NATARAJA, tanzt die fünffache göttliche Handlung der Schöpfung – Erhaltung – Zerstörung – Verschleierung und Erlösung. Am Anfang ist die feurige Schwingung, der Lichtton AUM. Die Schöpfung wird geboren aus dem Rhythmus der Trommel; die zum Segnen erhobene Hand verspricht Schutz, das Feuer bewirkt Zerstörung und Verwandlung, der erhobene Fuß gewährt Erlösung aus der Verstrickung in die Zeit – die senkrechte Achse wird somit durch die aufwärts fließende Strömung der Lebensenergie betont, die zum göttlichen Bewußtsein

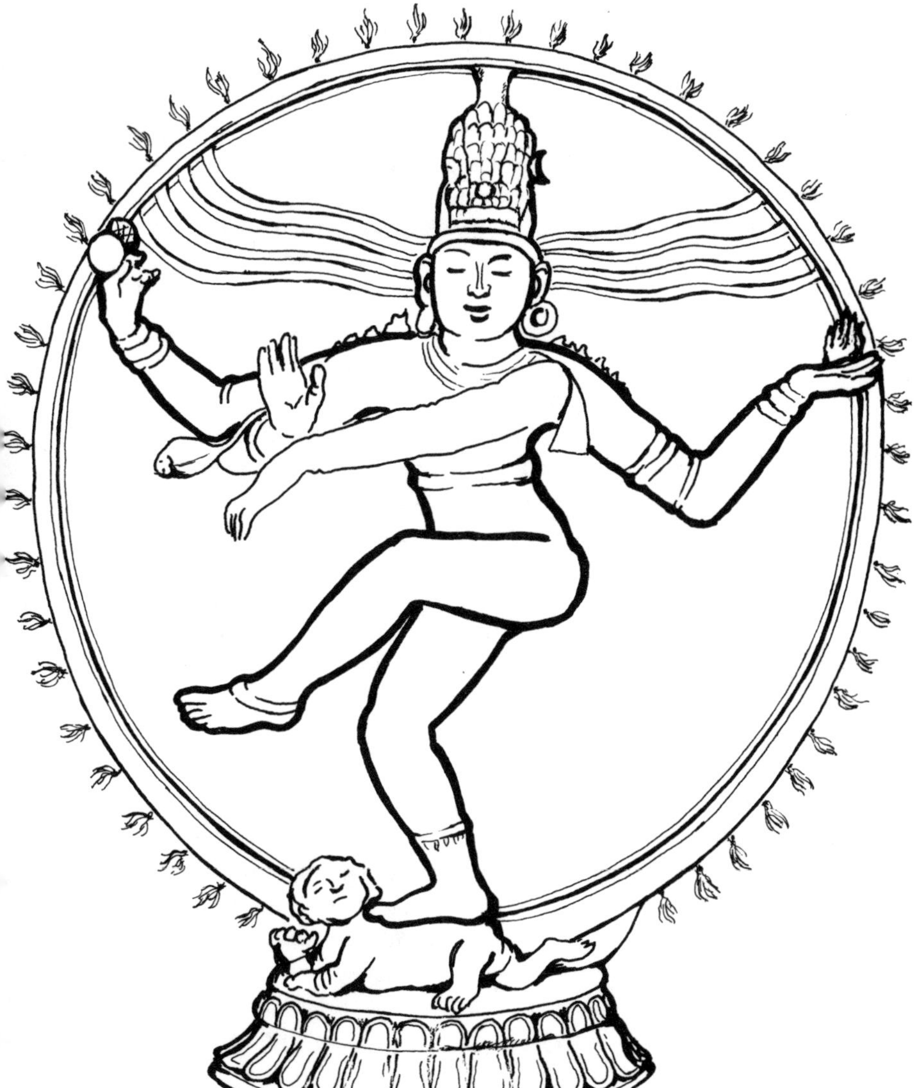

erhöht wird; das Versprechen ewigen Friedens ist symbolisiert durch die Hand, die auf den erhobenen Fuß weist. Das Haupt ist aufgerichtet, das Antlitz unbewegt, Sein Blick umspannt alle Zeit. Den Dämon der Unwissenheit hält er unter seinem Fuß gebändigt; diese Bewegung betont die waagerechte Achse des Gebundenseins im Raum. Umgeben ist der kosmische Tänzer von einem gigantischen feurigen Strahlenkranz, Seiner zeitlosen Energie, die sich durch den Tanz in das Universum verströmt.« (Malti Gabriele Wosien)

- Nimm die Grundposition ein. Deine Arme sind nach links und rechts in Schulterhöhe etwas angewinkelt, deine offenen Handflächen weisen nach oben.
- Du hebst zunächst dein linkes Knie, drehst dein Becken dabei nach rechts, und machst einen Zwischensprung mit deinem rechten Bein.
- Dann setzt du das linke Bein in seine Ausgangsposition zurück, hebst das rechte Knie an, drehst das Becken nach links, und machst mit dem linken Fuß ebenfalls einen Zwischensprung.
- Nach den ersten Versuchen wirst du sehr schnell in einer rhythmischen Tanzbewegung sein, die Element vieler Volkstänze ist.
- Achte darauf, daß deine Fußsohlen voll den Boden berühren, denn das gibt deinem Tanz Kraft.
- Atme jeweils aus, wenn du beim Zwischensprung mit der Fußsohle auf dem Boden aufsetzt.
- Abschließend nimm die Grundposition ein, und beobachte deinen Atem.

  Der Shiva Tanz stimuliert – je nachdem, wie lange du tanzt – deinen Atem außerordentlich. Er gibt guten Bodenkontakt, belebt und macht den Energiekanal frei, der die Wirbelsäule entlang nach oben führt.

13

Partnerübungen

Es mag sein, daß du alles, was du bis jetzt gelernt hast, mit einem Partner oder einer Partnerin teilen möchtest. Du findest nun Vorschläge, wie du ihn oder sie beim bewußten Atmen unterstützen kannst.

Dein Medium sind dabei deine Hände, mit denen du deinen Partner entspannt berührst. Während du ihm Unterstützung gibst, bleibe in Kontakt mit deinem Zentrum. Werte sein Atmen nicht, und achte die Art, wie er sich mit seinem Atem auseinandersetzt. Laß dir am Ende einer jeden Übung von ihm berichten, was für ihn angenehm und was weniger angenehm war, und berichte ihm dann, wie du dich in deiner Rolle gefühlt hast. Reinige auch du im Anschluß an eine Übungsreihe deinen Körper und deine Aura (wie du es im nächsten Kapitel beschrieben findest). Bevor du mit den Übungen beginnst, mache mit deinem Partner zunächst einige einführende Übungen, die seine – und natürlich auch deine – Körperenergie in Bewegung bringen und den Atem stimulieren. Besonders geeignet dafür sind die folgenden Übungen:

- ○ Das Abklopfen des Körpers — Übung 1, Kapitel 6
- ○ Schütteln — Übung 4, Kapitel 6
- ○ Stampfen — Übung 8b, Kapitel 6
- ○ Springen — Übung 8c, Kapitel 6
- ○ Der Hocksitz — Übung 12, Kapitel 6
- ○ Beckenübungen — Übungen 1a bis 2e, Kapitel 7
- ○ Das Lockern der Gelenke — Übungen 2a bis e, Kapitel 7
- ○ Dehnübungen — Übungen 3a bis i, Kapitel 7

Gib deinem Partner, falls er dies wünscht, auch eine Fuß- oder Rükkenmassage. Lege nach diesen Vorübungen gemeinsam mit deinem Partner eine kurze Ruhepause ein.

Unterstützung im Bereich des Sakrums (1)

- ○ Dein Partner sitzt entspannt und aufrecht da, und du setzt dich so neben ihn, daß du deine rechte Hand locker auf den unteren Bereich seiner Wirbelsäule (Sakrum) legen kannst.
- ○ Hier wie bei allen übrigen Partnerübungen ist es wichtig, daß auch du entspannt bist, da sich andernfalls deine Spannung auf deinen Partner übertragen kann.
- ○ Nun bittest du ihn, tief hinunter in sein Becken zu atmen. Dies kannst du dadurch fördern, daß du zusätzlich deine linke Hand auf den Bereich unterhalb seines Nabels legst. Frage ihn bei allem, was du tust, ob ihm dies angenehm ist.

In die Hand atmen (2)

- ○ Beide Partner sitzen in der zuvor beschriebenen Haltung.
- ○ Du forderst deinen Partner nun auf, seinen Atem in den unteren Rücken zu lenken, also dorthin, wo deine rechte Hand ihn berührt. Frage ihn, wie ihm das gelingt.
- ○ Falls es dein Partner wünscht, kannst du deine rechte Hand auch auf jeden andern Bereich seines Rückens legen und ihn bitten, seinen Atem dorthin zu senden.

Körpervorderseite (3)

- ○ Beide Partner nehmen die zuvor beschriebene Haltung ein.
- ○ Nun fragst du deinen Partner, in welchem Bereich seiner Körpervorderseite er Unterstützung durch deine Berührung wünscht. Lege deine linke Hand auf diesen Bereich, und bitte ihn, entspannt in deine Hand zu atmen. Dabei kannst du zusätzlich deine rechte Hand in Höhe der linken Hand auf seinem Rücken auflegen, wenn das sein Atmen erleichtert.

  Die Abbildung 231 zeigt eine Atemlehrerin, die eine Klientin im Bereich des zweiten, des dritten und des vierten Chakras berührt.
- ○ Streiche nach jeder Übung den Rücken deines Partners mit beiden Händen ab. So harmonisierst du seine Körperenergie. Beginne in Scheitelhöhe, und streiche bis zum Ende seiner Wirbelsäule.

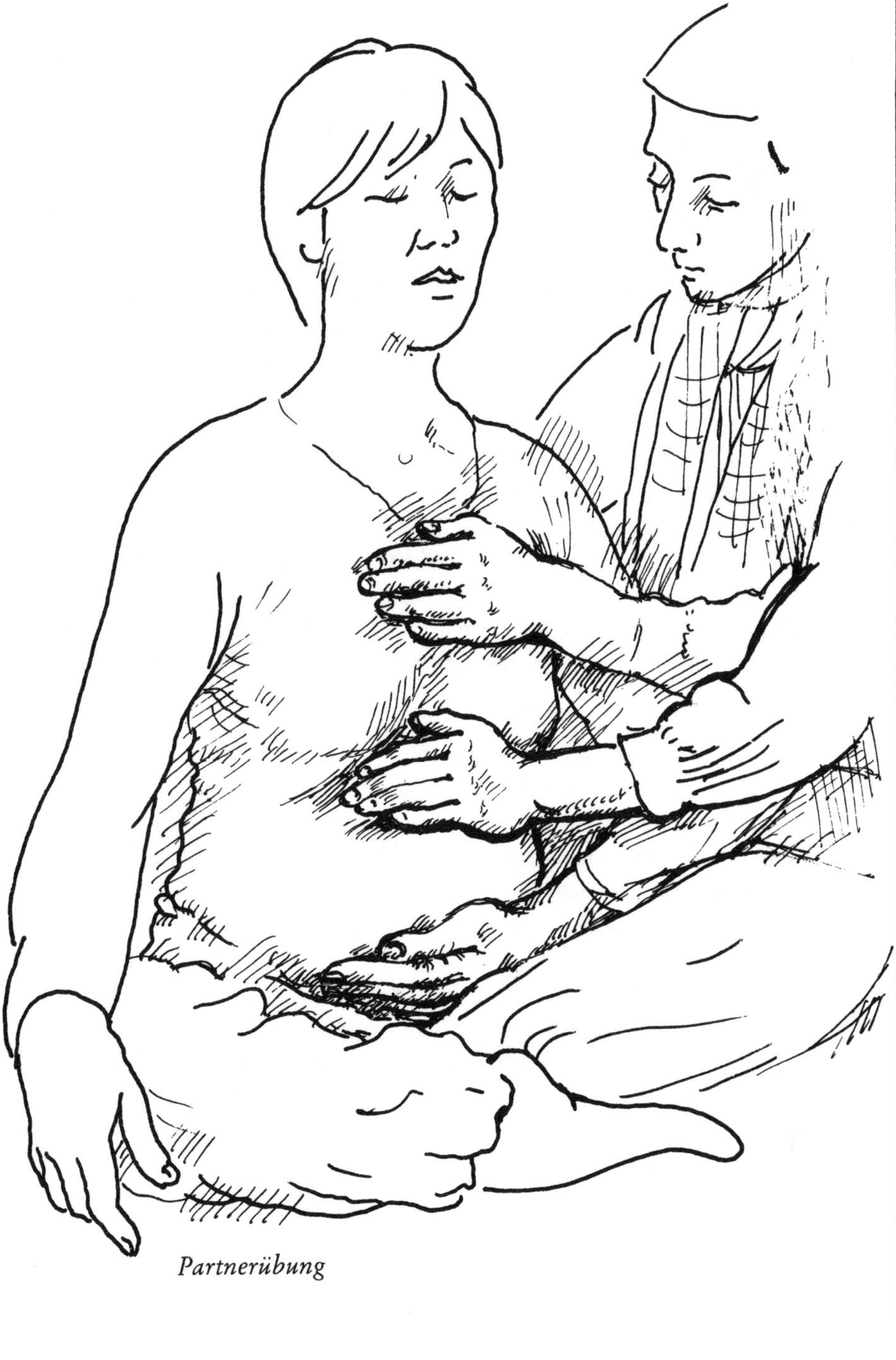

Partnerübung

- Wenn du während der Übungen oder im Anschluß daran das Gefühl hast, deine Hände seien durch das Handauflegen »aufgeladen«, so halte sie kurz unter kaltes Wasser.

Verspannungen und Schmerzen lösen (4)

- Leidet dein Partner unter Verspannungen oder Schmerzen in einem Bereich seines Körpers, so lege deine Hände leicht auf diese Stelle. Bitte ihn dann, seinen sanften und entspannten Atem zwei oder drei Minuten lang – oder so lange, wie es ihm und dir angenehm ist, – bewußt in diesen Bereich seines Körpers zu lenken. Dein Partner nimmt dabei eine für ihn bequeme Haltung ein.
- Nimm auch du während dieser Übung eine entspannte Haltung ein, und gehe mit deiner Aufmerksamkeit in dein Becken. Wenn du mit dem Rezitieren von Mantras vertraut bist, so wiederhole still in dir ein Mantra. Achte bei allen Übungen auch auf deinen eigenen Atem; vermeide jedoch, im gleichen Rhythmus wie dein Partner zu atmen.
- Falls dein Partner es wünscht, kannst du die verspannte oder schmerzende Partie seines Körpers auch vor Beginn einer Übung leicht massieren.

Kopfschmerzen lindern (5)

- Leidet dein Partner unter Kopfschmerzen, so kannst du ihm folgendermaßen Erleichterung verschaffen: massiere zuerst seinen Nacken und seine Schultern so kräftig, wie er es wünscht, anschließend vorsichtig seine Schädeldecke. Dein Partner selbst sitzt währenddessen leicht nach vorne gebeugt, oder er liegt auf dem Bauch.
- Nach Abschluß der Massage bittest du ihn, sich aufrecht hinzusetzen und zwei bis drei Minuten lang sanft in sein unteres Becken zu atmen. Während er atmet, liegt deine linke Hand leicht auf seiner Stirn, und deine Rechte berührt seinen Hinterkopf am Übergang zum Hals.
- Streiche anschließend den Rücken deines Partners mit beiden Händen ab.

Energieausgleich (6)

Für den Abschluß einer Sitzung empfehle ich euch folgende Übung:

- Du bittest deinen Partner, sich auf seine linke Seite zu legen und die Fötushaltung einzunehmen.
- Dann streichst du mit beiden Händen dreimal – in je zwei Phasen – über seinen Rücken.
  Erste Phase:
  Du beginnst in Höhe seines Scheitels und streichst hinunter über seinen Nacken, die Schultern und Arme bis zu den Händen.
  Zweite Phase:
  Du beginnst wieder in Scheitelhöhe und streichst den ganzen Rükken, das Gesäß, die Beine bis zu den Füßen hin ab.
- Anschließend kniest du dich hinter deinen Partner und plazierst deine linke Hand etwa eine Minute lang in seinen Nacken, deine Rechte gleichzeitig am unteren Ende seiner Wirbelsäule. Decke ihn danach zu, und laß ihn ruhen, solange er möchte.
- Erde dich selbst abschließend in der orientalischen Gebetshaltung oder in der Bauchlage (Übungen 4a und b des 7. Kapitels).

14

Nach dem Atmen

Reinigung des Körpers und der Aura

Nach jeder Atemübung empfehle ich dir, sowohl deinen Körper als auch deine Aura sorgfältig zu reinigen. Die »Medien« der Reinigung von Körper und Aura sind die fünf Elemente Erde, Wasser, Feuer, Luft und Äther (Klang). Wähle die Form der Reinigung, nach der du intuitiv am meisten verlangst. Schon während des Atmens kannst du für Reinigung dadurch sorgen, daß du die Fenster öffnest, eine oder mehrere Kerzen anzündest, eine mit Rosenwasser gefüllte Schale bereithältst oder frische Blumen in den Raum stellst, in dem du übst.

Nach dem Atmen empfehle ich dir, entweder eine Dusche zu nehmen, einen Spaziergang zu machen oder, falls du dazu die Gelegenheit hast, dich in die Nähe eines Feuers zu setzen. Nimm auch ein wenig Wasser zu dir und eventuell eine Frucht.

Atmen in freier Natur übertrifft jedes Üben in Räumen, auch wenn sie noch so gut belüftet und lichtdurchflutet sind. Besonders das Sonnenlicht, die Pflanzen, die frische, sauerstoffreiche Luft und der direkte Kontakt mit der Erde unterstützen uns im Freien und reinigen unser Energiefeld, während wir atmen.

Reinigung eines Raumes

Während du übst, wird die Atmosphäre des Raumes, in dem du dich aufhältst, mit den Schwingungen aufgeladen, die beim Atmen frei werden (siehe dazu auch im 3. Kapitel »Atem und Aura«). Ich empfehle dir deshalb, deinen Übungsraum nach jeder Sitzung sorgfältig »atmosphärisch« zu reinigen. Nachstehend gebe ich dir einige Hinweise, wie du einen Raum von verwirrenden Schwingungen freimachen kannst. Wähle die Art der Reinigung, die dir intuitiv am meisten zusagt.

- Nutze als erstes die herkömmlichen Reinigungsmethoden wie Lüften, Staubsaugen, Kehren und naß Wischen, denn auch sie dienen der atmosphärischen Reinigung.
- Gehe etwa fünf Minuten lang mit einer Rassel durch den Raum, und schüttle sie kräftig. Berücksichtige dabei besonders die Ecken und die Bereiche unter Möbelstücken und hinter Vorhängen. Bereits bei deinem ersten Versuch wirst du spüren, daß die Atmosphäre im Raum »lichter« wird, du reinigst hier mit dem Element Äther, das heißt mit Klang.
- Zünde Räucherstäbchen an, und gehe mehrere Minuten mit einer Glocke, die du kräftig läutest, durch den Raum.
- Versprühe mit einem Zerstäuber in deinem Zimmer Wasser, das du mit Rosenwasser oder Lavendelöl angereichert hast.
- Trage frische Blumen in den Raum, und zünde mehrere Kerzen an, und wenn du Kristalle hast, verteile sie im Raum.
- Spiele auf einem Plattenspieler oder Kassettengerät die Musik, deren Schwingungen du in deinem Raum haben möchtest.
- Stelle dich in die Mitte des Raumes, und visualisiere um dich herum lichtes Blau. Laß dieses Blau allmählich den ganzen Raum ausfüllen, und stelle dir weiter vor, daß alle störenden Schwingungen durch die Fenster entweichen.

15

Meditation

»Meditation ist eine Funktion des inneren Menschen; sie umfaßt die geistige Ruhe, das Entleeren des Verstandes und das Erfülltsein mit dem Licht, das von dem göttlichen Funken im Inneren ausgeht. Das ist eine Disziplin, die keinem Lehrbuch entnommen werden kann; kein Unterricht kann Meditation vermitteln. Läutert eure Gefühle, klärt eure Impulse, kultiviert Liebe! Die Meisterschaft darin ist das Ziel der Meditation.«

– Satya Sai Baba –

Jede Meditationsübung ist ein Hilfsmittel, das uns darin unterstützt, uns dem Bewußtseinszustand von Meditation anzunähern. Wir brauchen Gegenstände der Aufmerksamkeit, die an die Stelle unserer sinnengebundenen Gedanken treten, wenn wir lernen wollen, mit unserer *inneren Realität,* wie der Meister Satya Sai Baba unseren Wesenskern nennt, in Kontakt zu kommen. Übe regelmäßig und möglichst immer zur gleichen Stunde und, wenn es deine Lebensführung zuläßt, jeweils am gleichen Ort. Wähle eine Haltung, in der du während deiner Übung bewußt gegenwärtig bleiben kannst, und halte guten Bodenkontakt.

Meditiere vom Herzen aus.

»Allen Übungen liegt Liebe zu Grunde. Die Realität aller Übungen ist Liebe. Ohne Liebe haben geistige Übungen keinen Wert.«

– Satya Sai Baba –

Vipassana – Atemmeditation

Diese Übung gab Gautama Buddha seinen Schülern. Sie wird Vipassana oder Anapanasati Yoga genannt.

Sitze dabei entspannt aufrecht und beobachte deinen Atem. Du veränderst nichts an deinem Atem, du siehst nur zu, wie er ist, und hältst Kontakt mit dem ersten Chakra. Mache deinen *Beobachter* zuvor dadurch wach, daß du eine deiner Hände bewußt in allen Details betrachtest.

Richte deine Aufmerksamkeit dann zunächst auf den Luftstrom, der an deinen Nasenflügeln ein- und austritt. Begleite ihn später auch beobachtend von deiner Nase bis hinunter in den Bauch zu dem Punkt, an dem der Einatem in den Ausatem übergeht. Das sind besondere Momente, wenn der Einatem in den Ausatem und der Ausatem in den Einatem wechselt: diese »Ruhepunkte« des Atems, wenn keine Bewegung des Luftstromes zu spüren ist, werden in alten Schriften als geheimnisvolle Augenblicke beschrieben, in denen wir Gott begegnen können.

Übe zunächst mehrere Wochen nicht mehr als zehn Minuten täglich, bevor du diese Meditation zeitlich länger ausdehnst.

Meditation auf eine brennende Kerze oder eine Flamme

Entzünde eine Kerze, oder setze dich vor ein Feuer und meditiere auf die Flamme. Du kannst dir auch die Flamme oder das Licht innerlich vorstellen und darauf meditieren.

»Seht vor eurem inneren Auge die Form, die ihr als Gegenstand eurer Kontemplation gewählt habt, oder meditiert über das Licht in Form einer ruhig leuchtenden Flamme. Stellt euch vor, daß sich dieses Licht nach allen Seiten hin ausbreitet, in euch hineinflutet, alles umfaßt und erfüllt, bis letztlich nichts anderes mehr existiert als das Licht. Im Glanz dieses alles umhüllenden Lichtes werden Haß und Neid, die Verderben

bringenden Kinder der Dunkelheit, aufgelöst. Seid euch bewußt, daß es dieses Licht ist, das in jedem brennt. Selbst in dem, den ihr als euren ärgsten Feind betrachtet, leuchtet im tiefsten Innern des Herzens dasselbe Licht.«

– Satya Sai Baba –

Lichtmeditation

Reinige deinen Körper und deine Psyche, indem du dir vorstellst, daß Licht in dich einströmt. Die nachfolgende Visualisation gibt dir ein Beispiel.* Wenn du anschließend auf dieses Vorstellungsbild meditierst, wandle es so ab, wie es dir entspricht.

Visualisation: Stelle dir einen hell goldenen Lichtschein über deinem Scheitel vor, während du entspannt dasitzt und tief hinunter in dein Becken atmest. Langsam läßt du nun das goldene Licht in dich einströmen, du läßt dir dabei viel Zeit und atmest ruhig, frei und gelöst. Du erlaubst dem Licht ganz allmählich, deinen Kopf, deinen Körper und alle deine Glieder zu durchlichten. Du fühlst deinen Innenraum, wie er sich langsam füllt mit dem reinigenden Licht. – Richte dann deine Aufmerksamkeit auf die Bereiche deines Körpers, die es bisher nicht erreicht hat, und durchlichte auch sie, soweit sie es zulassen. Sammle nun alles Licht in deinem Herzen, und laß es von da ausstrahlen, bis es dich völlig einhüllt. Laß es dann den ganzen Raum um dich ausfüllen und von dort weiter nach außen strahlen.

Meditation auf die Sonne

Meditiere, sooft es dir möglich ist, auf die aufgehende und die untergehende Sonne. Die Zeit ihres Aufgangs und ihres Untergangs sind auch die besten Zeiten für jede andere Meditation.

---

* Sie ist meiner Kassette »Friedensmeditation/Sonnengebet« entnommen.

Meditation auf den Vollmond

Die Zeit um den Vollmond sind Tage und Nächte hoher Energie. Viele Menschen haben dann Schwierigkeiten, abends einzuschlafen. Nutze eine Vollmondnacht, um zu meditieren. In vielen Religionen, auch im Hinduismus, feiern Menschen den vollen Mond die ganze Nacht mit dem Singen von Bajans (Lobgesängen) und Mantras.

Meditation auf die fünf Elemente

Erde

Meditiere, wann immer du Gelegenheit dazu hast, in der Natur. Komme entspannt aufrecht sitzend in Kontakt mit deinem ersten Chakra, und wähle dir dann einen Gegenstand der Aufmerksamkeit, der das Element Erde versinnbildlicht, vielleicht einen Stein, einen frisch gepflügten Acker oder einen Felsen. Beobachte deinen Atem.

Wasser

Setze dich an das Ufer eines Flusses, eines Sees oder ans Meer, und meditiere auf das Element Wasser.

In einem Raum sitzend, kannst du dir auch jedes der fünf Elemente bildhaft vorstellen und darauf meditieren.

Feuer, Luft, Äther (Klang)

Meditiere ebenso auf die anderen Elemente Feuer, Luft und Klang und komme in Kontakt mit dem jeweiligen Chakra in dir. – Wähle eines der fünf Elemente für einen längeren Zeitraum als Gegenstand der Aufmerksamkeit bei deinen Meditationen.

Reinigung und Heilung der Erde

Am Ende dieses Kapitels möchte ich dich anregen, auf den Planeten Erde zu meditieren. So schlage ich dir vor, zuerst dein Bewußtsein auf all das zu richten, was in deinem näheren Erfahrungsbereich liegt.

Wo lebst du? Wie ist es für dich, gerade an diesem Ort mit diesen Menschen zusammen zu leben? Was ist dir besonders vertraut, was rührt dich an, was möchtest du nicht missen? Beziehe alles mit ein, das Haus, in dem du lebst, die Stadt und ihre Umgebung, die Landschaft, die Pflanzen und Tiere.

Gehe dann weiter in deiner Betrachtung. Welche Länder der Erde kennst du? Was hast du da in dich aufgenommen, was ist Teil von dir geworden. Was in der Begegnung mit Menschen anderer Länder und Kulturen? Was für Bilder sind unauslöschlich in dir geblieben? Laß dir viel Zeit bei deiner Betrachtung. Vergegenwärtige dir dann den ganzen Planeten mit allen seinen Menschen und den Bedingungen, unter denen sie leben, mit seinen Kontinenten, Meeren, Flüssen, Bergen, Tälern und Seen, mit seinen Pflanzen und Tieren.

Was für ein Bild entsteht in dir? Gib deinen Gefühlen und Gedanken Raum, die jetzt in dir aufsteigen. Was ist dein vorherrschendes Gefühl, was dein klarster Gedanke? Wie möchtest du deinen Kindern diesen Planeten überlassen, und wenn du ihn neu betreten könntest, wie würdest du ihn antreffen wollen? Stelle dir nun vor, du hättest unendliche Kraft, was würdest du verändern, was bewahren wollen? Was würdest du reinigen und was heilen wollen? Dein *Sein* auf der Erde ist nicht getrennt von dem *Sein* der Erde. Stelle dir vor, daß du mit deinen Gedanken und Gefühlen nicht allein bist, schließe dich in Gedanken mit den anderen zusammen. Verbinde dich mit deinem Atem, und sende das aus, was jetzt in dir lebt.

16

Mantras

Die Schöpfung hat ihren Ursprung im Klang. Dem Klang OM. OM ist der Schöpfungsklang NADA BRAHMAN.

»In jedem Augenblick und durch die kleinste Unruhe werden Töne erzeugt. Ihr mögt nicht in der Lage sein, sie zu hören, weil euer Hörvermögen begrenzt ist. Das Augenlid, das zufällt, verursacht ein Geräusch und ebenso der Tau, wenn er sich auf dem Blütenblatt niederläßt. Die geringste Bewegung, die die Ruhe stört, wird zwangsläufig einen Laut hervorbringen. Die Schwingung, die durch die erste Bewegung entstand ... ist der Pranava-Laut OM.

Die Stille, die äußere Klänge umgibt, ist Gott. Im Inneren dieser Stille ist der ewige Klang des OM. Es gibt nur einen Klang, und das ist OM. Jeder andere Klang entsteht aus OM.«

– Satya Sai Baba –

Der Klang OM ist überall: wir finden ihn in den Worten Atman (Seele). In Atmen, Odem und Adam. In dem christlichen Mantra Amen. Ebenso im ersten und letzten Buchstaben des griechischen Alphabetes in Alpha (A) und Omega (O). – In der Bibel sagt Gott von sich: »Ich bin das A und O, der Anfang und das Ende.« – Die Schwingung von Alpha und Omega zusammengezogen ergibt den Klang OM.

A ist der erste Laut, der beim Ausatmen dem entspannt geöffneten Mund entweicht. Schließen wir langsam die Lippen, so entstehen die anderen Laute des Klanges OM nacheinander.

A – O – U – M

M bildet den Ausklang, wenn die Lippen fast oder völlig geschlossen sind.

»Ein Mantra hat nichts gemein mit einer gewöhnlichen Kombination von Buchstaben oder Silben, es ist Lebenskraft. Der Name Gottes ist von Gott nicht verschieden.«

– Swami Muktananda –

Ein Mantra ist daher auch ein Gebet, das uns hilft, mit unserem inneren Kern – mit dem, was wir wirklich sind – in Kontakt zu kommen. Im Gayatri Mantra bitten wir um Klarheit, daß wir die Wahrheit erkennen mögen. Im Shanti Mantra bitten wir um inneren und äußeren Frieden, um Einheit mit allen Menschen und der Schöpfung. Alle Religionen kennen Mantras, das »Vaterunser« oder »Ave Maria« sind christliche Mantras.

Mantras sind Namen für Gott, und jede Religion verehrt die Namen, die den Gläubigen ihres Kulturkreises helfen, ihr Bewußtsein Gott zu öffnen.

»Gott kann nicht mit einem Namen und einer Form identifiziert werden. Er ist alle Namen und alle Formen. Alle Namen gehören ihm; alle Formen gehören ihm. Auch eure Namen gehören ihm, ihr seid seine Formen. Die Menschen mögen verschiedene Sprachen sprechen und sich in ihren Lebensgewohnheiten unterscheiden, aber es gibt nur einen Gott, und der ist allgegenwärtig. Alle Religionen beschreiben ihn als Liebe und die Liebe als Weg zu ihm. Die Formen, in denen Gott verehrt wird, mögen verschieden sein, denn sie sind von der Zeit und der Umwelt geprägt, aber der Inhalt aller Formen ist Liebe.«

– Satya Sai Baba –

Wiederholen von Mantras reinigt unser Bewußtsein. Alle Religionen kennen eine solche Praxis, der Katholizismus beispielsweise im Rosenkranzbeten. Im Hinduismus gibt es für das Rezitieren von Mantras ein Hilfsmittel, die Mala, das ist eine Kette mit hundertundacht Perlen, von denen der Rezitierende je eine zwischen Daumen, Mittelfinger und Ringfinger hält, wenn er ein Mantra spricht. Mit jeder Wiederholung des Mantras berührt er die jeweils folgende Perle der Kette. Dabei spricht er sein Mantra entweder laut aus oder unhörbar in sich oder in Gedanken. Diese Form des Rezitierens von Mantras wird »Japa« genannt, sie hält das Bewußtsein wach. Das Rosenkranzbeten ist eine Form von Japa, der Rosenkranz hat vierundfünfzig Perlen, also halb so viele wie eine Mala.

Der Klang eines Mantras verbindet sich mit unserem Atem. So öffnet das Rezitieren von Mantras unseren Atem und reinigt alle sieben Chakras.

Urklang und Atem

Der Urklang OM ist allzeit gegenwärtig in unserem Atem. Im Einatem als SO (Er) und im Ausatem als HAM (Ich). Verbinde deinen Ein- und Ausatem mit dem Mantra SO HAM. Beginne mit kurzen Übungen von wenigen Minuten, spreche dabei SO HAM still in dir. Wenn es sich ergibt, verbinde das Mantra mit deinem Atem, wenn du spazierengehst, oder auch bei anderen Tätigkeiten.

Das bringt das innere OM, den Klang, der Innen und Außen vereint, in dir zum Schwingen.

»Die Quelle des SO HAM ist das Herz. Es ist das Herz, wo die Silben entstehen, und im Herzen verklingen sie auch wieder... Dies ist eine natürliche Übung, ein natürliches Yoga... Wenn SO HAM allzeit in dir ist, brauchst du nicht mehr die geringste Anstrengung, um es zu wiederholen. Alles, was du zu tun hast, ist, dir seiner bewußt zu sein.«

– Swami Muktananda –

OM-Klang

Wenn du den OM-Klang singst, den du aufgelöst aus A, U und M formen kannst, also aus AUM, laß ihn natürlich in dir entstehen, mach dich auf für den Klang. Es gibt verschiedene Anweisungen, ihn zu singen. Satya Sai Baba gibt diese Anweisung: »Das A entspringt der Kehle, das U rollt über die Zunge, und das M endet auf den Lippen. Nach dem M muß eine unhörbare Resonanz erklingen..., die in das Schweigen eingeht, dessen Echo das innere Bewußtsein erfüllt.« Er sagt aber auch: »Das perfekte OM ist nicht so wichtig, wenn Liebe da ist. Liebe ist das Band der Hingabe zwischen der Mutter und dem Kind, und wenn das Kind schreit, kümmert sich die Mutter nicht darum, ob der Schrei disharmonisch ist, sie läuft zu dem Kind und kümmert sich darum. Die göttliche Mutter ist überall... Sobald jemand beginnt, nach Gott zu verlangen, ist die Mutter da, um mit ihrer Gnade zu antworten.«

Das Mantra des Ursprungs

»OM NAMAHA SHIVAY ist wie Nektar, speist jeden mit diesem Nektar. Es ist das Gebet des Ursprungs. Als die göttliche Energie sich erstmals manifestierte, tat sie dies, indem sie das Mantra OM NAMAHA SHIVAY ertönen ließ. OM NAMAHA SHIVAY – Herr, dein Wille geschehe.

Vergeßt Vergangenheit und Zukunft, löscht alle anderen Gedanken und betet mit tiefer Konzentration des Geistes und der Seele. Betet das Mantra OM NAMAHA SHIVAY, und ihr könnt sogar den Tod überwinden. Sorgt euch weder um Leben und Tod. Nichts kann euch etwas anhaben, wenn ihr mit reinem Herzen und lauterem Geiste, mit tiefem Vertrauen und ganzer Konzentration betet.

OM NAMAHA SHIVAY ist das Maha-Mantra – das große Mantra – des Weltanfangs, das Gott der Menschheit gegeben hat. Jeder sollte es wiederholen. Jeder kann es wiederholen, und alles kann durch dieses Mantra erreicht werden. Die Kraft von OM NAMAHA SHIVAY ist unendlich stärker als die Atombombe.«

– Babaji –

Babaji lehrte seine Schüler, daß das Wiederholen dieses Mantras verbunden mit Karma-Yoga, dienende uneigennützige Handlung, das YOGA unserer Zeit ist. Dies Mantra unterliegt keinen Einschränkungen, jeder, ob alt oder jung, jeder, unabhängig von seinem persönlichen Entwicklungsstand, Menschen aller Religionen können es wiederholen. Du brauchst dich auch beim Rezitieren nicht eigens zu einer bestimmten Tageszeit zurückziehen oder einen besonderen Ort aufsuchen. Wiederhole es zu jeder Tageszeit, bei der Arbeit oder wo immer du dich aufhältst. Durch das Singen (Chanten) des Mantras – allein oder in einer Gruppe – öffnest du dein Herz. Swami Muktananda schreibt, daß das Singen eines Mantras ein leichter Weg voller Freude ist: »Singen (Chanten) reinigt nicht nur uns innerlich, sondern auch die ganze Atmosphäre um uns, und sogar die Pflanzen, die Keime und die Insekten.«

Singe das Mantra OM NAMAHA SHIVAY kräftig und rhythmisch. Im Singen werden Atem, Klang und Denken eins. Es gibt eine Kassette, auf der dies Mantra in verschiedenen Versionen gesungen wird.*

* Bezugsquelle von Kassetten mit dem Mantra OM NAMAHA SHIVAYA (Originalaufnahmen aus Indien): Baba Haidakhan Zentrum, Reifenberg 36; D-8551 Weilersbach

Das Gayatri Mantra

Das Gayatri Mantra ist ein Mantra auf das Licht der Sonne. Mit seinen vierundzwanzig Silben enthält es die Essenz der Veden. Es wird bei Sonnenaufgang und Sonnenuntergang wenigstens dreimal wiederholt. Es ist ein Gebet mit der Bitte um die Klarheit des Geistes, die Wahrheit zu erkennen.

OM
BHUR BHUWAH SWAH
TAT SAVITUR VARENYAM
BHARGO DEVASYA DHIMAHI
DHIYO YO NAH PRACHODAYAT
OM SHANTI SHANTI SHANTI*

Gott, wir meditieren
auf Dein göttliches Licht.
Gib uns Deinen Segen,
so daß unser Geist erleuchtet wird
und wir höher und höher
bis zum höchsten Bewußtsein geführt werden.
Befähige uns zu meditieren,
erfolgreich zu sein in allen unseren Unternehmungen,
und laß uns die Wahrheit verwirklichen.
OM Friede, Friede, Friede.

Das Shanti Mantra

Das Shanti Mantra ist ein Gebet um inneren und äußeren Frieden und um Einheit mit allen Menschen, allen Lebewesen und der ganzen Schöpfung.

---

* Siehe dazu meine Kassette »Friedensmeditation/Sonnengebet«.

OM
SAHANAWAWATU SAHANAWO BHUNAKTU
SAHA VEERYAM KARWAWAHAI
TEJASWINAWA DHEETMASTU MA VIDWISHAMAHAI
OM SHANTI SHANTI SHANTI

Laßt uns Seite an Seite vorangehen,
laßt uns gemeinsam Nahrung teilen
und gemeinsam mit Mut handeln.
Laßt uns gemeinsam meditieren
auf das höchste göttliche Licht
und gegenseitigen Streit und
Eifersucht vergessen.
OM, Friede, Friede, Friede

Singe es, wie auch die anderen Mantras, kräftig und rhythmisch.* Singe oder sprich es wenigstens dreimal.

---

* Die Tonfolge kannst du meiner Kassette »Friedensmeditation/Sonnengebet« entnehmen.

OM

Ist der Anfang, die Mitte und das Ende aller Dinge.
Alles hat seinen Ursprung in OM,
wird von OM erhalten,
und verschmilzt schließlich mit OM.
–Mandukya Upanischaden –

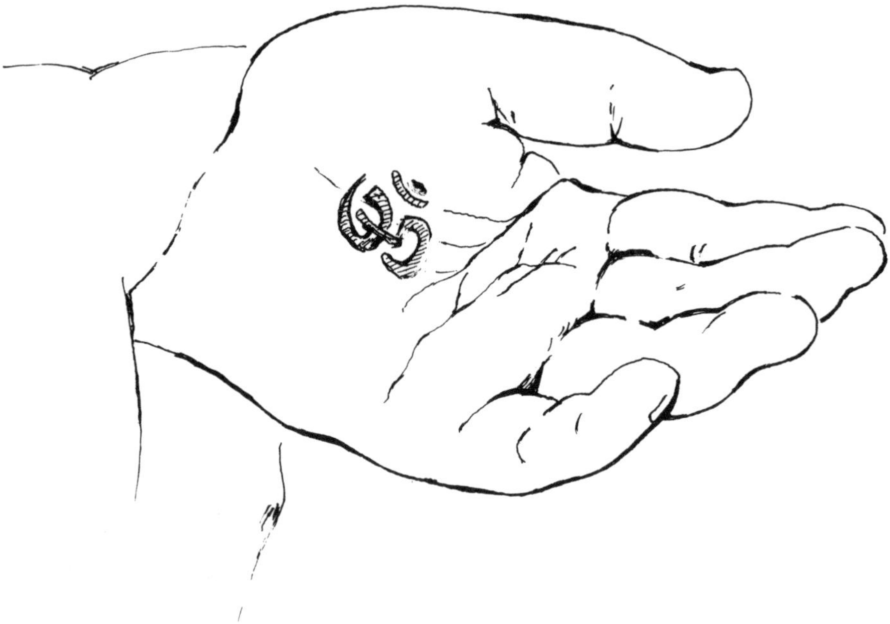

JAI MAHAMAYA KI JAI

Sieg der Großen Mutter, der Kraft Gottes
– MAHAMAYA ist die größte Energie im Universum –
OM ✻ MAYA ✻ Maria ✻ Ma ✻ Mate ✻ Mater ✻ Mutter ✻ OM

Über den Autor

Johannes Walter war viele Jahre als bildender Künstler tätig, davon mehrere Jahre als Kunsterzieher und Dozent für kreative Methoden und deren didaktische Vermittlung – unter anderem für die Bereiche Malerei, Photographie, Video und Film – an Fachhochschulen für Sozialpädagogik. Reisen führten ihn in beinahe alle europäischen Länder und in die USA. 1978 und 1984 reiste er zu mehrmonatigen Aufenthalten nach Indien.

Seit 1979 ist er als Atemlehrer tätig. Eine Ausbildung in Gestalttherapie bei Gerry Kogan (Gestalt Education Network International) wurde abgerundet durch Einbeziehung verschiedener Methoden der Körper- und Energiearbeit bei Michel Smith (USA) und Ad Stemerding (Holland) und anderen. Seit 1982 beschäftigt sich Johannes Walter intensiv mit Musik und ihrer Wirkung auf den Menschen. Dabei sind bisher sechs Musikproduktionen entstanden, darunter auch Produktionen mit positiven Gedanken, die mit Musik unterlegt sind.

Johannes Walter ist in freier Praxis tätig. Er hat Kurse und Gruppen in vielen Ländern, darunter auch in Israel, geleitet. Er gibt Einzelsitzungen, ist Kursleiter von Wochenendseminaren, hält Vorträge und folgt Einladungen, um bereits bestehende Ausbildungsgruppen fortzubilden.

Kontaktadressen:
Verlag PETER ERD, Gaißacherstr. 18, D-8000 München 70,
Tel.: 089/725 30 04
Johannes Walter, Gleiwitzerstr. 22, D-8520 Erlangen

Literaturangaben

Assagioli, Roberto, »The act of will«, Baltimore, Maryland 1974

Avalon, Arthur (Sir John Woodroffe), »Die Schlangenkraft«, München 1975

Beesly, Ronald, »Onze Aura«, Deventer 1981

Bhattacharjee, Dwaraka Nath, »Simple Kriya Yoga«, Calcutta 1982

Bohm, Werner, »Wurzeln der Kraft«, München 1974

Compernolle, Theo, MD/Hoogduin, Kees, MD/Joele, Leen MD, »Diagnosis and treatment of the hyperventilation syndrome« in Psychosomatics Vol 20, No. 9, September 1979

Casriel, Daniel, »Die Wiederentdeckung des Gefühls«, München 1977

Castaneda, Carlos, »Reise nach Ixtlan«, Frankfurt 1976

Douven, Karel, Kuyer, Kees, de Rijertjes, Paulus, »Kursus Haudreiking geestelijke groei, Het leven als leerschool«, Hengelo 1984

Faller, Adolf Prof. Dr., »Der Körper des Menschen«, Stuttgart 1966

Hazrat, Inayat Khan, »Mental Purification«, Genf 1971

Hinze, Oskar Maria, »Tantra Vidya«, Freiburg 1983

Huibers, Jaap, »Hyperventilatie een ›IK‹-crisis«, Deventer 1980

Krishnamurti, Jiddu, »Einbruch in die Freiheit«, Berlin 1983

Kogan, Gerald, Ph .D. [Hrsg.], »Your body works«, Berkeley, California 1980, Deutsche Ausgabe: »Dein Körper arbeitet«, Linden 1983

Laing, Ronald D., »The voice of experience«, Harmondsworth, Middlesex, England 1982

Lowen, Alexander, M. D., »Bioenergetik, Therapie der Seele durch Arbeit mit dem Körper«, München 1979

Lowen, Alexander/Lowen, Leslie, »Bioenergetik für jeden«, Gauting 1979

Lysebeth, André van, »Die Große Kraft des Atems«, München 1972

Motoyama, Hiroshi Dr./Brown, Rande, »Chakra-Physiologie«, Freiburg 1980

Ostander, Sheila und Nancy/Schroeder, Lynn, »Leichter lernen ohne Streß, Superlearning«, München 1982

Pandit, »Kundalini Yoga«, München, Engelberg (Schweiz) 1966

Perls, Frederick M. D. Ph. D./Hefferline, Ralph F. Ph. D./Goodman, Paul Ph. D., »Gestalt Therapy«, New York 1951

Popp, Fritz Dr., »Biologie des Lichts«, Hamburg 1984

Reich, Wilhelm, »Charakteranalyse«, Frankfurt 1976

Satya Sai Baba, »Meditation«, Bonn 1983

Schmitt, Johannes Dr. med., »Atemheilkunst«, Bern 1981
Schwarz, Jack, »Human energy systems«, New York 1980
Shankara, »Das Kleinod der Unterscheidung«, München 1981
Sheldrake, Rupert, »A new science of life«, New York 1983
Shri Shri Hairakhan Baba, Prachar Sangh Foundation [Hrsg.], »Babaji Mahavatar«, Amsterdam, Holland 1983
Stermerding, A. H. S. Dr., »Groei en evenwicht«, Brüssel 1981
Swami, Muktananda, »Where are you going«, New York 1982
Uyldert, Mellie, »Het levensritme«, Amsterdam
Wilhelm, Richard/Jung, C. G., »Das Geheimnis der goldenen Blüte«, Olten 1971
Wosien, Maria-Gabriele [Hrsg.], »Ich bin Du, Babaji-Botschaften des Meisters vom Himalaya«, Göttingen 1985
Wosien, Malti Gabriele [Hrsg.] »Der Tanz Shivas«, Planegg 1984
Yogananda, Paramahansa, »Autobiographie eines Yogi«, München 1950
Yogi Ramacharaka, »Die Kunst des Atmens der Hindu-Yogis«, Berlin 1981

JOHANNES WALTER MUSIK PRODUKTION

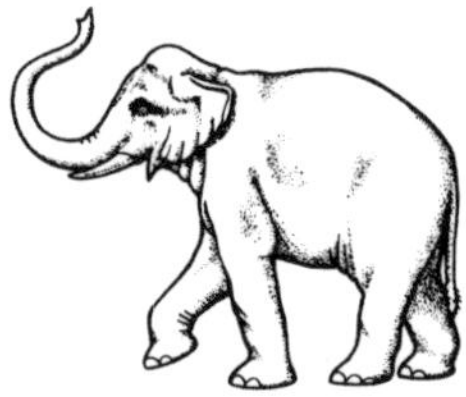

c/o AutoBahn Musikverlag
Ortnitstr. 36
Tel.: 089/98 56 25
Tlx.: 5216305 auto d

MEDITATIVE MUSIK ALS WEG NACH INNEN

Das vor fünf Jahren konzipierte Programm umfaßt derzeit drei Produktionen, die mit Musik untermalte positive Gedanken und entspannte Visualisationen vermitteln.

Titel:
- **HEILE DICH**
- **LASS DEINE ANGST LOS**
- **FRIEDENSMEDITATION/SONNENGEBET**
  (mit dem Shanti Mantra u. Gayatri Mantra)

eine Produktion mit Rhythmen (u. a. Bongo, Konga, Tabla), die vor allem auf das fünfte und sechste Chakra wirken und das Bewußtsein reinigen.

Titel:
- **RHYTHMISCHE MEDITATION**

und zwei inzwischen international anerkannte Produktionen mit harmonischer entspannender Musik (Ausgleich der vierten und fünften Chakra-Energie)

Titel:
- **MUSIC MANTRAS 1**
- **MUSIC MANTRAS 2**

Veröffentlichungen sind in den USA, Kanada, Großbritannien, Japan und Frankreich in Vorbereitung.
Alle Kassetten werden von zahlreichen Therapeuten, Gruppenleitern und Yoga-Lehrern in ihren Kursen eingesetzt, Ärzte und Heilpraktiker spielen sie in ihren Praxen.
Die Kassetten sind zu beziehen beim Hermann Bauer Verlag, Kronenstraße 2, 7800 Freiburg, oder in jeder gut sortierten Buchhandlung.

Neuerscheinungen:

- MUSIC MANTRAS 1 ist auch als CD erhältlich
- Die Produktion MUSIC MANTRAS 2 ist jetzt bei Polydor als Langspielplatte und Compact Disc erschienen. Der Titel wurde verändert in MANTRAS – CREATION OF THE WORLD, Bestellnummer – LP 827 480-1, CD 827 480-2

PE PETER ERD

Klaus Jürgen Becker

MEHR AUS DEM ALLTAG MACHEN

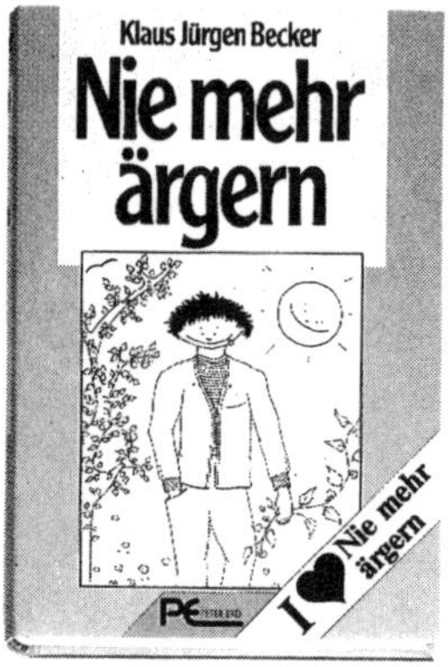

267 S. ISBN 3-8138-0116-0

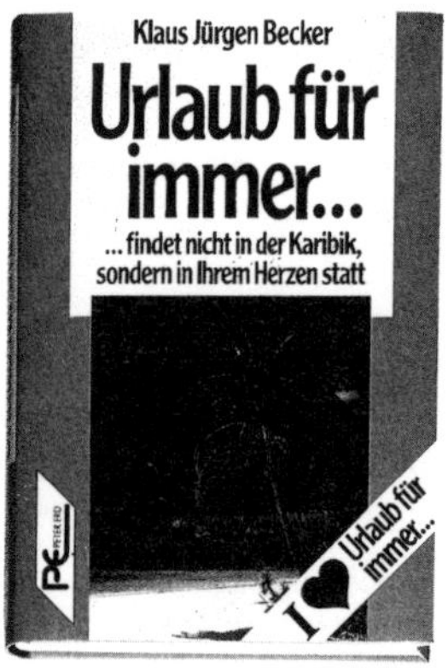

387 S. ISBN 3-8138-0133-0

Thomas Gottschalk holte ihn vor das Mikrofon, Journalisten interviewten ihn pausenlos: Der Lebensberater und Buchautor Klaus Jürgen Becker steht am Beginn einer neuen Karriere, an die er vorher nicht gedacht hatte, die ihm nicht vorausgesagt wurde. Er war ein „Durchsteiger", der als Diplomfinanzwirt, Controller, Vertriebschef, Wirtschaftsberater und Managementtrainer erfolgreich agierte, bevor er zum „Um- und Einsteiger" wurde.

Am Anfang stand ein schicksalhaftes Zusammentreffen: „Bedingt durch den Zufall – den es ja nicht gibt – besuchte ich im November 1984 ein Seminar von Kurt Tepperwein aus Bergisch-Gladbach bei Köln. Diese Begegnung war für mich der Beginn eines neuen Lebens. Ich erkannte, daß Glück lernbar ist und daß man vom Leben mehr geboten bekommt, als herumgestoßen zu werden und auf seine Pensionierung zu warten." Seitdem ist Klaus Jürgen Becker ein Positiv-Denker, der „ansteckt", und natürlich gibt er seine Botschaft weiter an Menschen, die mit ihrem Leben unzufrieden sind oder nicht zurechtkommen – dies, und das ist sein großes Verdienst, auf sehr konkrete und praktische Weise. Wer Bekkers „Nie mehr ärgern"-Seminare nicht besuchen kann, hat auf andere Weise Gelegenheit, sich das energieraubende, frustrierende Ärgern abzugewöhnen – Klaus Jürgen Becker hat seinen Kursus in ein Buch verpackt, das durch seine Experimente, Arbeitsblätter und Beispiele, seine Techniken, Tips und Kniffe zur Selbsthilfe anleitet: **„Nie mehr ärgern"** (267 Seiten, 29,80, ISBN 3-8138-0116-0) ist ein Ratgeber für alle, die souverän und gelassen, selbstsicher und positiv ihren Beruf und ihren Alltag meistern möchten.

In seinem neuesten Buch geht der geborene Lebensberater einen Schritt weiter: Jeder von uns befindet sich in Zwängen und im Streß, jeder von uns hat die Sehnsucht, einmal aus dem Alltagstrott auszubrechen. Die paar Wochen Ferien im Jahr, die man irgendwo auf den Seychellen, auf Mallorca oder auf Sri Lanka verbringt, sind lediglich eine begrenzte Flucht. Beckers frohes Motto heißt nun **„Urlaub für immer..."**, und der „...findet nicht in der Karibik, sondern in Ihrem Herzen statt." Wie man diesen „Urlaub für immer", den Urlaub vom Alltag gestalten kann, wie man zuhause leben kann wie „Gott in Frankreich", das beschreibt der Autor locker und mit viel Witz. Das wichtigste aber ist die darin eingebettete solide Grundausstattung an Techniken und Strategien, die es jedem Leser ermöglicht, das Spiel des Lebens sozusagen als Profi zu spielen. Das „Nie mehr ärgern"-Buch stellte sich dem Leser so vor: „Ich möchte dich einladen, dir Energien aus mir zu holen." Das gilt auch für den zweiten Lehrgang in Lebenskunst.

Erhältlich in Ihrer Buchhandlung.
Bitte verlangen Sie das kostenlose, 32-seitige Gesamtverzeichnis *«Neue Wege»* direkt beim Verlag.

**PETER ERD Verlag · Postfach 75 09 80,
8000 München 75 · Telefon (0 89) 7 25 30 04**